続・針師のお守り

―針灸よもやま話

浅川要 著

東洋学術出版社

まえがき

本書は二〇〇〇年に刊行された新書版『針師のお守り』の続編である。

前作の『針師のお守り』は『中医臨床』八〇号までに掲載された「針灸よもやま話」を『中医臨床』創刊二〇周年を期して一冊にまとめたものであるが、本書ではその後を受け、二〇〇〇年以降の『中医臨床』に掲載された「鍼灸論壇」「エッセイ」「近況雑感」を一冊にまとめている。

巻末に各篇の『中医臨床』掲載号の一覧を付してあるが、その表をみてもわかるように、本書の目次は『中医臨床』の掲載順とした。

針灸療法はいうまでもなく、単なる金属製の針と蓬を乾燥して晒した艾を使って治療するもので、針や艾それ自体にはほとんどなんらの治療効果もない。針灸の治療効果とはそうした道具を使う鍼灸師の技量とさらには鍼灸師の人間性に大きくかかわっている。

日本でも数多くの針灸書が世に出されてきた。しかし、その圧倒的多数は針灸の基礎知識や、技量に関するものや、鍼灸師の心構えといった類で、鍼灸師としての立ち位置から日本の医療なり、社会を見てきた素の姿はなかなか見えてこない。

本書は、四十年間、針灸治療に携わってきた筆者が、様々な場面で心に浮かんだ針灸に関連する事象を、自分の言葉で語ったものであり、できるだけ自分の素直な考えをさらけ出してきたつもりである。

本書には、個人的な狭隘な視点や、誤った理論展開がなされている部分も多々、含まれているかもしれないが、それはそれで良しと思っている。本書を読まれた方が、本書の内容に対し、肯定するにしろ否定するにしろ、なんらかの興味を針灸に持っていただければ、筆者の思いは十分である。

二〇一五年一月　東京猿楽町の地にて

浅川　要

目次

針灸よもやま話

押手の必要性

毎日の刺針治療のなかでは、いわば空気みたいになんら意識することなく押手を使っていたので、刺針時の押手の存在が俎上に載ることなど考えもしなかった。それだけに一九九八年に発行された『鍼灸ＯＳＡＫＡ』（Vol. 14 No. 3）の「座談会：中医学を臨床に生かす」で明治鍼灸大学助教授（当時）の篠原昭二先生が発言された「今、中国およびアメリカでは押し手は禁止されていると思います。刺し手だけしか使えないので、鍼管は別に使用するのはかまいませんが、もし押し手をするのであれば、サージカルグローブみたいなものを使用するという方法もあるでしょうが」は衝撃であった。

この雑誌は、大阪の森ノ宮医療学園出版部が年四回発行している雑誌で、またこの座談会に出席されている諸先生は日本の鍼灸界を代表する第一線の方々である。私にとって押手の有無とは、従来の針灸療法そのものが成り立つかどうかが問われる根本的問題であり、中国針と日本針の異同といった以前の問題であって、その点がクリアされなければ、その先の討論などあり得ないと思うのだが、この座談会ではこの点について他の出席者はほとんど触れることなく別の議題へと話を進めていた。

ことの重要さを感じた私は、東洋学術出版社を通じて篠原昭二先生にＦＡＸを入れ、発言のより具体的内容を請うた。先生からほどなくご返事をいただき、そこには次のように書かれてあった。

中国、アメリカの押手の禁止の件について

一、直接的な法律による禁止条項を見たわけではありませんが、試験制度として、鍼体を直接触れてはいけないことが鍼灸の試験委員会のガイドラインとして書かれているようです。したがって試験の時に鍼体をつまむと試験に合格しないといわれています。（全日本鍼灸学会雑誌47（2）p53. 1997 中段参照）

二、アメリカでは術者が患者からの病気を受けないようにする意味でも、押手はしな

いか、するときには手袋をつける等の処置をするのが一般的とされています。(カリフォルニアの姉妹校の職員からの問い合わせ)

三、WHOが鍼灸研究ガイドラインを出しましたが、その中に、「鍼体に指を触れないこと」が明記されています。この機関には中国の中医師が深くかかわっております。

四、中国では法律的あるいは試験制度等でどのようにしているかの確認はしておりせん。したがって、この点については早急に調べたいとおもっております。なお、中国でも一般的には鍼体を直接持つことはしておりません。綿花で持つ等はしているようですが……。

以上、不完全ですが参考までに。

このFAXから読み取れるのは、世界的趨勢として、①刺針に際しては押手がなくなる、②押手を必要とする場合は手袋をつけるなどの処置を施す、というものである。

事実、明治鍼灸大学の卒業生で東京医療福祉専門学校の中医学研修セミナーの私の課目を受講されている方は、一貫して両方の拇指と示指(押手と刺手)に指サックをはめて刺針を行っているところから考えると、同大学ではそのような指導がなされているのであろう。

じつは、私もかつてエイズが流行し始め、また三重大学で三人の医師が劇症肝炎で死亡した頃に、手術用の手袋を買い求め、治療で使ったことがあるが、両手の細かい動きがまったくとれず、すぐにやめてしまった。さらに指サックならと押手と刺手に指サックをはめてしばらく治療していたが、針を通じて伝わってくるさまざまな情報が得られないだけでなく、指サックと針体や針柄との抵抗が強く、針にゴムがからんで提挿捻転などとてもできないのである。現在では針孔を塞ぎ血止めをするために両中指だけには指サックをはめるが、両拇指と示指は素手である。

それにしても、本当にアメリカでは刺針時の押手が禁止されているのだろうか。押手なしで針治療は成り立つのであろうか。

そこで、カリフォルニアの鍼灸学校に通う知人に次のような手紙を出して教えを請うた。


そちら（アメリカ）では「押手」についてどのように扱っていますか……。

話によるとカリフォルニア州での針灸師認定では素手の押手で鍼を固定すると不合格となるということであり、WHOやアメリカでは押手そのものをなくそうとしていることも聞きます。
これが事実ならば私にとっては由々しき問題なのですが、そちらの状況や貴方自身は押手についてどう対処しているのか、是非、お教えください。

一カ月ほどしてその返事がきた。そこには篠原先生とは若干異なる意見が記されてあった。その一部を記してみよう。

カリフォルニア州の針灸師のライセンス試験では、筆記試験と実技試験がありましたが、実技試験は昨年（一九九九）の十一月で廃止されました。またこのライセンス試験を受けるためには、事前にClean Needle Techniqueという試験に合格していなければならないのですが、この試験はいかに鍼を清潔に、衛生的に扱えるか、についての試験です。
この試験では、クリーンフィールドをつくり、使い捨ての鍼を自分の身体のどこかに、一本打ち、その後、それを清潔に後始末するわけですが、その全ての過程で、衛生上問題がないかどうか見られます。したがって、この時、鍼のボディーに素手で触れることは許されません。鍼を刺入させる時は、右手はハンドルの部分に、左の二指は、刺入部の半径一～二センチくらいの部分左右の皮膚をストレッチする感じで固定して、刺入させるテクニックを使います。したがって、この試験では、鍼のボディーに素手で触れると不合格になるのは事実です。けれども、この試験は鍼灸の技術を見るための試験ではなく、いかに鍼を清潔に、衛生的に扱えるか、についての試験ですので、ハンドブックに示された通りやればすむことです。ですから、この試験についてのガイドラインをしめしたハンドブックをよく読んでその通りにすれば、誰でも合格できる類の試験なのです。

ですから、この試験をもってして、押手そのものをなくそう、という見方にはちょっと疑問を感じます。確かに押手を使うテクニックしか知らない人には多少抵抗があるでしょうが、いろいろなテクニックがあるのですから、この試験では、たまたま、指定されたテクニックしか使えないと考えるしかないと思います。

また、私たちは、授業で、まず最初に、このテクニックを教わりますので、誰も、さほど、問題だとは思っていないようです。また、上級になるにしたがって、さまざまなテクニックを学んでいくわけですし、日本鍼灸も人気が出ていますので、押手の重要さをわかっている人は増えているのではないでしょうか。また、長い鍼をよく使う方法では、左指でサポートしなければ、なかなか鍼が入っていきませんし、スポーツ医学などの経筋治療では、左指で鍼をまげて、神経をよけながら、筋に到達する方法もあります。このように鍼のボディーに触れる必要のあるさまざまなテクニックを使う人たちが、声をそろえて、Clean Needle Technique の試験をもってして、自分たちの方法をなくそうとしている！ なんて非難しているかというと、そんな話は聞いたことがありません。

浅川さんのお聞きになった情報は一体どこからきたものなのでしょうか？

どうやらアメリカの状況は、自分が危惧したものではなさそうである。

『難経』七十八難の「針をなすことを知る者は、其の左を信ず」や、杉山真伝流の「押手式」のように、古来、押手は刺針術の要であり、押手があってはじめて針治療は十全な治療効果を治めることができると認識されていた。

私の場合も、補瀉を針の太さによって区別しているので、実際の治療のなかではステンレス製の日本針〇番から中国針二十八号までを使用する。また私がかかわっている東京医療福祉専門学校中医学セミナーの鍼灸臨床基礎実技では、お互いに寸六の銀針〇番針を捻針で根元まで刺入する訓練を行う。これは、どのような太さの針も自在にこなせることが針治療の最低限の条件として求められることだと思うからである。しかし、押手を使わないで銀針〇番針といった針を刺入できるのだろうか。自分の経験をもってすれば絶対に不可能である。つまり押手を使わない針とは一定の弾力を針体がもち、押手を必要としなくても刺入できる針を用いることによってはじめて可能なのではないのだろうか。とするならば、その針治療とは太めのドライバーしか持っていないために精密機械は分解修理できないのと同様に、ごく限られた人のごく限られた疾病領域にしか適応できないのではないだろうか。

押手は単に針を支えているだけでなく、無痛で針を刺入したり、刺入してから針の方向を変えたり、刺針部の皮膚や皮下の経気の状況を把握したりといったさまざまな仕事をこなしており、とくに細い針を深く刺入し提挿捻転といった手技を加える際には素手の押手が不可欠である。

確かにわれわれもディスポ針にするなど衛生面に注意を払わなければならない。また手技を施した後の抜針の際には、針に触れることなく、針の周辺を押さえることや綿花で針体の周囲を包んで引き抜くことは可能である。しかし、そうした衛生管理の徹底化が刺針治療の内容を損なうものになっていくのであれば、われわれ鍼灸師は素手という多少のリスクを負うことはやむを得ないのではないだろうか。

もし世界の趨勢が衛生という観点からバネ式の針や太い針によって押手をなくしていくとするならば、それは、われわれが行ってきた従来の伝統的な針治療とは異質のものといわざるを得ないであろう。

(注)現在、東京中医鍼灸センターでは、感染防止の観点から刺手(普通、右手)の中指、押手(普通、左手)の拇指・示指・中指に指サックをはめて刺針するようにしている。

私の生き方に影響を与えた一冊

これまで数多くの書物を乱読・雑読してきた。心にいくぶん響いた書もあれば、読むだけ時間の無駄だったものも数知れない。しかしこれまでの半生を振り返って、自分の生き方に決定的な影響を与えた書物となると、二例を除き皆無に等しかったといってよい。

その一つは高橋和巳の作品であり、もう一つは竹山晋一郎著『漢方医術復興の理論』であった。

大学時代、一時期、高橋和巳の作品を読みふけった。『憂鬱なる党派』『邪宗門』から未完の『白く塗りたる墓』まで、ほぼ全作品を読んだ記憶がある。もちろん、その内容はとうの昔に忘れてしまったが、柴田翔・倉橋由美子など、当時流行っていたさまざまな作品を読んで抱いた、「もしかしたら自分もなんとか賞などをとったりして」といった青年にありがちな未熟な夢を微塵に打ち砕いたのが彼の作品群であった。要するに、自分の思想も、それを表現できる言語も、その背景に潜む社会経験もあまりに貧弱であることを思い知らされたのが彼の重厚な文章である。彼の文章に接してから、文字による自己表現は止め、その後は、ひたすら他人の中国語の文章をその人のニュアンスまで読み取りいかに平易な日本語表現で言い表せるかに腐心してきた。

おそるおそる拙文を書いたのは、それから十数年も経った『中医臨床』二九号「無病と長寿を目指した針灸」が最初である。それが嚆矢となり、その後、一定期間、ほぼ毎号、『中医臨床』に「針灸よもやま話」を書くようになった。

もう一つの竹山晋一郎著『漢方医術復興の理論』については、すでに『中医臨床』五九号の「新しい日本古典派針灸の創設を」のなかで同書に触れ、「私は竹山先生の薫陶を直接受けたことはないが、『われわれは素問・霊枢・難経を中心として針灸術の古典の本質を理解し、臨床体系とそれを支えている柱の東洋的ものの見方・考え方を把握し、その上にそれをこの国の現代に生かそうと考えたのである』と主張する彼の基本的考え方にはまったく同感である」と賛辞を送っている。実際、同書は、新しい針灸医学体系を作り出そうとする経絡派第一世代の気概に満ち満ちている。その気概そのものを今日の経絡派が引き継いでいるのか、はなはだ疑問であるが、その話はまたの機会にして、同書をこの誌面に登場させたのはもっと私的な部分で同書が自分の人生とかかわっているからである。

私はそのなかに書かれていた竹山晋一郎先生の将来を決定づけた森道伯のエピソードに魅かれたのである。何回も何回も「私の中の漢方」「森道伯先生逸伝」「矢数格先生の森道伯先生追憶」など、森道伯に関する箇所を読み返した。自分の人生を変えるほどの巨星にめぐり合うとは、竹山先生はなんと果報者なのだろうか。願わくは、私も森道伯のような魂を揺さぶられるような人物にめぐり合いたいものであると常々、希求していた。

一九九〇年頃から外に出られるようになり、同じ時期に東京医療福祉専門学校と縁ができたという経緯は、すでに二〇〇六年五月号の『医道の日本』「邂逅・その時、鍼灸に魅せられて」で述べた。籠から出された鳥のように自由の身になると、次から次へとアイデアが浮かび、「あれもやりたい、これもだ」という強い思いと焦燥感にかられていた。

手始めに中医学研修セミナーを立案し、八丁堀の学校当局に提出した。当初、考えたのは各鍼灸学校を卒業した鍼灸師を再度、中医学で教育し、中医学にのっとった針灸臨床家を養成することであった。したがって授業は月曜日から金曜日までの毎日、午後六時から九時までとし、最低一年間の教育期間とし、さらに将来的には二年制にしていこうというものであった。学校はこの立案書を快諾し、募集広告をうったが、日本の鍼灸界では時期尚早であったこともあり、一人の受講生も応募してこなかった。そこで、急遽、月二回、土日に行われるカルチャースクール的な今日の中医学研修セミナーに変更し、これは十数年経った今日まで続いている。また『中医臨床』の取材で中国各地を回り、老中医の針灸を日本に紹介しようとか、公私を含め、やりたいことはほとんど無限に近いくらい存在した。

人生が再び順調にスタートしたようにみえたが、好事魔多しである。一九九七年六月、私は急性心筋梗塞で緊急入院してしまった。その日はほとんど無症状だったにもかかわらず、放置すれば数時間で絶命の危機に瀕している類のことを医師から告げられ、救急車で運ばれた大学病院で午前中から延々、午後九時ぐらいまで手術台に載る破目になってしまった。まさに青天の霹靂である。意識としてはおそらく事故の場合と同じであろう。最初はなぜこんなことにという思いから始まり、不摂生な日常への悔悟と死ぬことの実感・助かりたいという悲鳴にも似た願い、錯綜した思考のなかでふと、森道伯のことを思い出したのである。彼は三十二歳のときに大患に罹り、死にかけたときに、観世音菩薩に「あと三十二歳の寿命をお授けください。きっと世の中の役に立つことをいたします」と悲願を立てたという。そして、治ったあとは、仏教を通じた社会事業運動と漢方の臨床家として万民救済に全精力を注ぎ、きっちり六十四歳でこの世を去ったのである。彼は一冊の著述も残さず、「池の面に夜な夜な月は通へども姿とどめず影も残さず」の句を詠んだという。まさに気負いもおごりもなく、恬淡無欲な彼の生き方を如実に示しているものではなかろうか？

私は特定の宗教団体に入ってはいないが、自分を越える霊的な大いなる存在は以前から信じている。そこで、森道伯にあやかり、一所懸命、天に向かって助けを請うた。「もし私を助けていただけるならば、私は針灸の治療家に専念いたします。たとえ余命幾ばくと宣告された方でも、どんな難病の方でも、私と縁があってその方が治療を求めてこられたならば、私のもてる限りの力でその人の苦痛を和らげます」と。願いが通じたのだろうか、幸い「心破裂」も起さず、無事今日まで過ごしている。

単なる偶然かもしれないが、病気したあと、北里大学麻酔科の安里文雄先生と知り合い、それまで十数年間、まったく個人で針灸治療に携わってきたのが、東京中医鍼灸センターを安里先生を含めた五人で立ち上げ、今では研修生を含め十数人の集団の力で針灸治療に当たっている。そして、私たち鍼灸センターの治療対象の数多くが現代医学的治療から半ば見放された人たちである。私は今、日々治療で悪戦苦闘しているが、もしかしたら、これは天命のままに自分に課せられた仕事をこなしているのかもしれない。

森道伯先生は築地法重寺に眠っておられるそうである。この記事の執筆を機会に、ご挨拶申し上げようと思っている。

（追記）旧知の辺見庸氏が最近、『自分自身への審問』（毎日新聞社刊）を書いた。風聞にて、彼が脳梗塞と大腸がんであることは知っていたが、闘病記のふりをした同書において、自分の病気をも武器として現代社会の不正義に立ち向かう彼の精神の健在ぶりに安堵している。

私の臨床に影響を与えた一冊

『針灸学』（上海中医学院編、人民衛生出版社一九七四年刊）

一九七二年から一九七五年の三年間、東京四谷の東京高等鍼灸学校（現・東京医療専門学校）に通い、「経絡・経穴」や「針灸術」などを学び、多少なりとも針灸に関する知識と技をもてたような気がしていたが、卒業まぢかになって、神田神保町の中国書籍取扱店で本書に出合い、原書を読み進むにつれ、当時の日本の鍼灸学校が教えていた東洋医学とか、医学古典に立脚した針灸学があまりにお粗末で、棒暗記と経験に偏り、古典に則した体系だった針灸学からは遠くかけ離れた内容であったことを知って愕然とさせられた。

本書については、これまで機会あるごとにしばしば、その名前を口にし、なかでも「弁証論治こそ中医針灸の真髄であることを気づかされ、爾後、四半世紀、弁証論治が自分の針灸治療の根幹をなしている」といった類のことは、すでに拙著『針師のお守り』(東洋学術出版社)の「効能と穴性」をはじめいくつかの拙文で明らかにしているので、ここではその点は省略して、少し違う話をしよう。

『針灸学』は経絡篇・穴位篇・刺灸法篇・治療篇の四篇から構成され、大学ノート判(B五判)五六六ページの大部の書であるが、そのどの篇をとっても、私が鍼灸学校で三年間かけて学んだ内容をはるかに凌駕していた。

また、『針灸学』はその当時、中国からもたらされた各種の針灸書に比べても、中国医学の歴史をふまえ、さらに現代医学のもつ科学性から針灸を概括した、その内容の豊富さにおいて他書の追随を許さなかった。

最初の「経絡篇」は、「経絡学説の基本的意義」といった経絡学説の概論から始まり、経絡学説の起源とその発展を歴史的に説き明かしたうえで、経絡の体系がこと細かに網羅されていた。私は確かに不勉強だったこともあるかもしれないが、本書に出合うまで、経絡といえば、『難経』や『十四経発揮』にもとづいた十二正経と奇経八脈の幹線の走行とその病候くらいしか知らなかった。また、鍼灸学校の経絡学の教科書もさることながら、鍼灸学校の三年間に及ぶ授業でも、この程度の内容しか教わった記憶がない。ところが『針灸学』経絡篇では、支脈まで含めた十二正経の走行と奇経八脈のほか、別行する正経・絡脈・経筋・皮部まで、経絡の循行径路が人体のいたるところに及び、経絡によって人体のあらゆるところが有機的に結び付いていることを、『素問』『霊枢』『難経』などの医学古典にもとづいて説き明かしている。さらに、標本・根結・気街など経脈の特色がこと細かに書かれ、そのうえでそれらの経脈や絡脈が変動をきたしたときに起こる病候を示しているのである。もちろん日本の経絡派がよく問題にする「是動病・所生病」についても、上海中医学院の見解が、各経の是動病と所生病の一つひとつの病候分析にもとづいて示されていた。

「穴位篇」では、経穴や奇穴が〔位置〕〔解剖〕〔効能〕〔主治〕〔配伍〕〔操作〕〔類別〕〔備考〕に整理されて記述されていた。とくに〔操作〕では刺針の深さや方向、そのときの響きについて必ず明記され、灸では直接灸では何壮、温灸では何分間と具体的にその方法が述べられていた。これは日本の経穴学の教科書が経穴の位置や主治だけで、なぜか刺針の深さについてまったく触れていないことと対照的であった。鍼灸師が針という道具を使って、どれほどの深さにそれを刺せばいいのか、この当たり前のことが、なぜか日本の教科書では省かれているのである。これでどうして針灸の臨床ができるのであろうか？　日本の教科書を作成した委員たちにぜひ、その理由を聞きたいところである。

「刺灸法篇」ではさまざまな針灸の方法や手技が書かれていた。その種類の多さもさることながら、歴代の補瀉手技に対しても、臨床経験にもとづいて、その有効性と無効性がきちんと示されている。たとえば九六数補瀉などは臨床的価値をもたないと明言しているなどである。

「治療篇」で明らかにされていた針灸治療の守備範囲は、その当時、日本の鍼灸学校で教えていた「針灸の適応症は運動器疾患を中心とした数種類と、あとは経絡治療による全身調節」などとはおよそかけ離れ、内科・外科・整形外科・婦人科・眼科・耳鼻咽喉科などほぼ全科にわたるものであった。いまやWHOで百数十を数える各科病症に針灸が適応することが公認される時代になってきたが、当時は医師だけでなく、私を含め当の鍼灸師自体もその治療効果はきわめて限定したものであるという認識が一般的であった。しかし私自身のこの三十年間の弁証論治にもとづく針灸治療の実践は、当初、自分が想定していた針灸の治療効果をはるかに上回る治療効果を針灸術がもたらすものであることを知らしめた。したがって、『針灸学』「治療篇」の内容はけっして偽りでも誇張でもなかったのである。

鍼灸学校を卒業して間もなく、本書の翻訳の話がもちあがり、井垣清明・池上正治・村岡潔の三氏と足掛け三年の歳月をかけて、本書の邦訳が延々と続けられた。中医学や中医針灸学のろくな辞書もなかった当時の翻訳は困難を極めたが、さまざまな分野の人の協力を仰いで無事、訳了し、刊々堂出版社から一九七七年に出版された。

本書は毎日新聞が写真入りで書評を書いたように、日本のマスメディアからさまざまな書評や書籍紹介を受けた。それは当然、その内容を理解したり評価したりしてではなく、訳量の膨大さによって一九七七年の日本翻訳出版文化賞を受賞したからである。その一方で、本書は当時の日本の鍼灸界からはまったく無視された。二万円という当時の書籍の価格としては破格に高いものだったにもかかわらず版を重ねたことは、巷の鍼灸師の多くが購入していることを示していたが、訳者である私に医道の日本社から「紹介記事を書く」など本書に関する連絡がなにもなかったということは、当時の『医道の日本』誌がこの本のことを記事にしなかっただけでなく紹介すらしなかったということを意味していた。また出版されるとすぐ、その二年前に卒業した東京高等鍼灸学校に初版本を持参し献本したが、その後、学校からは本書をどのように扱ったのかの報告も、お礼状の一つもなかった。

『針灸学』日本語版の発刊からすでに三十年の歳月が経った。版元の刊々堂出版社はとうの昔に倒産し、『針灸学』が絶版になって久しい。いまではネットの中古書販売でしか、本書の名前が見られなくなった。しかし、あれほどまでに無視されてきた中医学はいまや、各鍼灸学校で「東洋医学臨床論」として正規の授業課目となり、私の勤務する東京医療福祉専門学校では一年から三年までの正規の授業で中医学のカリキュラムが組まれ、中医針灸の臨床実習を含め、中医針灸学が学べる体制がとられている。また最近では中医派である私に『医道の日本』誌から執筆依頼がくるまでになっている。まさに三十年前の日本における中医学の状況とは、隔世の感があるが、本書は中医針灸学が市民権を得た今日の日本の鍼灸界の状況にとって、間違いなく、その嚆矢の役割を担った書であると確信している。

鍼灸師の最大の武器

二〇〇六年一二月二七日の朝日新聞朝刊「オピニオン」欄に「鶴見俊輔さんと語る」という一面すべてを使った対談が掲載されていた。対談の相手は徳永進先生である。サブタイトルに「生き死に学びほぐす」とあるように、徳永先生は二〇〇一年から鳥取市内でホスピスケアの野の花診療所を運営、われわれ鍼灸師の間でも、『医道の日本』二〇〇六年八月号で「ターミナルケアと針灸」と題して、森ノ宮医療学園の尾崎朋文氏、野の花診療所の勤務鍼灸師・竹中浩司氏と対談していることで、広く知られるようになった医師である。

朝日新聞の同記事はとても興味深く読ませていただいたが、私的なことで一カ所、着目する内容にぶつかった。それは「対談の後　考えた」という鶴見氏の文章の冒頭の一節「一九七〇年、大阪で万博がひらかれた。その前年、大阪の大阪城公園に行くと反戦万博があって、そこに小屋がひとつあり、その前に二十歳くらいの青年が番をしていた。よく見ると小屋ははがきで張りつめられていて、ひとつひとつに、ハンセン病患者の望郷の思いが書いてあった。この小屋の番人が徳永進で、京大医学部の学生だった。それから四十年、彼は当時の志を貫いて生きている」である。

じつは当時、大学四年だった私も反戦万博には東京から出向き、三日間、大阪城公園で野宿し、集会やデモに参加した。しかし、当時の自分を振り返ってみると、その視線はいつも政治や社会に向けられ、それを構成している人間に対する興味や意識はまったくなかったのではないだろうか。それが証拠に三日間、寝泊まりしながら、徳永先生の小屋を見た記憶がまったくないのである。また徳永先生のように早くから将来の目的を定め、それに向かって突き進む姿勢など皆無ではなかっただろうか。そのときの自分にとって、まともな就職など土台無理な話であり、自分の将来について、ほとんどなにも考えていなかったのではないだろうか。本当のところ、フリーのライターぐらいしか思いつかなかったのである。

明治鍼灸大学を卒業されて、現在、京都大学大学院に在学中の伊藤和真先生が昨年(二〇〇六年)一〇月に京都から東京中医鍼灸センターまでわざわざ出向いてこられた。

伊藤先生のお名前は『中医臨床』でかねがね拝見していたが、お会いしたのは、この時がはじめてである。先生の研究テーマが「鍼灸師のガン患者に対する実践と意識」であり、そのことに関連した質問でいろいろな鍼灸師に聞き取り調査を行っているということは事前のお手紙から承知していた。その日は一〇月の第一日曜日ということで、当センターの顧問である金子吉弥先生や当センター研修生の医科歯科大ドクターX先生などもその場に居合わせ、座談に参加して、話は大いに盛り上がった。二時間足らずの限られた時間で、どれほど伊藤先生のご期待に沿えたのか、はなはだ疑問であるが、金子先生のように、静岡市郊外の山間部の診療所で、病院から自分の家に戻ってきた患者さんの最後を看取る仕事に従事してきた医師の発言は、伊藤先生の質問に十分応えられる内容であり、横で聞いていた私にとってもじつに新鮮であった。彼は末期の患者さんで、もう治療の手立てが何にもなくなったとき、じっと手を握って見送るのだという。気取りや気負いなどまったくなく、いつも笑みを浮かべ、日頃から花鳥風月を季語として俳句を嗜む自然体をもって患者さんに接する彼の姿は、まさに「南に死にそうな人あれば行ってこわがらなくてもいいといい」を彷彿とさせるものである。

翻って、死を前にしたがん患者にどう接するのかといったことは、私のような開業鍼灸師にはほとんど無縁のことではないだろうか。そこまで進行していないがんの患者さんとは何人もお付き合いさせてもらったが、結論的にいえば、がんを特化するような状況に私は置かれていないこともあって、私はがんと他の病気の区別をしていない。その点では東京まで来られた伊藤先生に無駄足を踏ませたような気がするが、私たちの仕事とは、がんだけでなく、その人のもつどのような苦痛に対しても、現代医学のさまざまな検査の数値の変化で判断するのでなく、本人が「あぁ、軽くなったな」とか「良くなったな」と実感させることではないかと考える。その病症が命にかかわるか否かは私たちにとって問題ではない。要するに、他者からみればどのような些細な症状であっても、本人にとってそれが耐えられないような苦痛であるならば、その症状が生死にかかわるか否かに関係なく鍼灸師はその苦痛のいささかでも改善して、その人の生活領域を広げることに全力をあげるべきだと考えている。そのことが結果的にその人の生きる希望の一助になれば、それは私たちの仕事を立派にこなしたことではないだろうか。

鍼灸師は医師と同じように医療と概括される世界にいるが、大方の医師とはだいぶ立場を異にする。最大の相違点は、鍼灸師はその人の話を聞き、身体を診、触ってその身体情報からさまざまなことを考え、その治療もその人の身体に直に接することで、病気と立ち向かおうとすることである。その身体情報は生死を決するものを含め、さまざまなことを私たちに教えてくれるが、それをそのまま患者さんに言うわけではない。改善できないような否定的情報は伏せてしまってかまわない。喋らないことのほうがむしろ多いのである。医師が「大丈夫です」ということはなかなか勇気がいることであろう。身体のプラス面だけでなくマイナス面も勘案し、その総合評価をしなければならず、さらには余命などという「神性」の領域に踏み込んだ発言まで求められるのであるから、それを見誤ったり、「大いなる嘘」をついたりした場合には現代社会では訴訟にもなりかねないのである。

とするならば、概して医師の発言が消極的であったり慎重になったりすることはやむを得ないことである。鍼灸師はそうした立場にはいない。したがって、その人のプラス面だけを強調してもそれは許されることである。それが仮に一パーセントであっても、それもまた真実なのであるから、その人に生きる希望を与えるものであれば、その部分だけを取り出してもなんら差し支えない。またマイナス面に対してもその人が日常生活のなかで改善できたり、針灸を通じた治療の手立てがあることしか言わなくていいのであり、それ以上は口を噤むことを良しとする。その点で鍼灸師は患者さんに対し、医師とは異なる接し方ができる業種なのであり、患者さんにとってそれが益となるならば、それを私たち鍼灸師の最大の武器としてもいいのでないだろうか。

鍼灸師の目線

今年（二〇〇七年）二月、西田順天堂内科の西田皓一先生（高知県南国市）からご著書『東洋医学見聞録』上・中・下三巻（医道の日本社刊）が、お手紙を添えて私の所に送られてきた。早速、東京中医鍼灸センターに持って行き、書架に置いてみなで回覧している。

同書は一九九七年から雑誌『医道の日本』に連載されてきた同名のコラムを、ある程度の分量になったところで一冊にまとめ、上巻・中巻・下巻と、年を追って順次、刊行されてきたものである。今回、下巻が出版されたので、これで一応、完結の運びとなったのであろうか。

『医道の日本』誌では、掲載されるたびに楽しく読ませていただいた。なによりも魅了させられるのは伝聞や聞きかじりなどではなく、全部、体験にもとづく本当の話だということである。そこには嘘も誇張もなく、先生が針灸の臨床実践のなかでお考えになられたその通りが書かれており、まさに彼の肉声が活字を通して聞こえてくる。

同封のお手紙には、「さて、私は三十年前から現代医学と東洋医学と『両方の目』で診察してきました。現代医から見た東洋医学の優れた面を十年間にわたって東洋医学専門雑誌に投稿してきました」と書かれていた。さらに同書の副題は「初心者でも再現性がある鍼灸治療の実際」である。

『東洋医学見聞録』の内容と添えられたお手紙を通じて、私は西田先生について二つのことを感じるのである。その一つは「両方の目」とおっしゃっているが、実際は、先生は鍼灸師の目線をお持ちではないかということである。彼は現代医学を学んだドクターであるから、当然、「現代医から見た東洋医学の優れた面」と自分の立場を記すが、同書の内容は中医学（東洋医学）の観点に立脚して書かれている。

私が鍼灸師の資格をとった三十数年前は、なかなか治らないのに業を煮やして、患者さんがドクターに「針治療を受けたいのですが」などと尋ねると、まず大方が「そんなものは効かないよ」とにべもなく否定したものだった。だから、患者さんは主治医には内緒で私たち、開業鍼灸師のところに来たのである。さすがに今の時代はそこまで強く否定するドクターは少なくなったが、相変わらず「あなたさえよければ無理には止めません」といった消極的支持から、「何回、治療して効かなかったら、終わりにしなさい」というような針灸の具体的内容まで踏み込んだ指図をあれこれと患者さんに行う。それでいて、中医学とか東洋医学とかいった私たちの立脚点まで踏み込んで、実際に針灸を論じたり治療したりする姿勢はみられない。いつも高見からの物言いしかしないのである。したがって極論を意に介せずいえば、多くの鍼灸師はドクターとは通り一遍の付き合い方しかしてこなかった。心のなかでは「どうせ、われわれの立場も、治療を貫く考え方も理解できないだろう」といつも距離を置くのだ。私のこれまでの姿勢もまさにこの通りであった。

もし、医師が中医学（東洋医学）的に針灸を理解しようとするならば、当然ながら自分たちの学んできた現代医学の尺度をもってそれを考えようとせず、中医学（東洋医学）の針灸理論と針灸手技を学ばなければならない。そのうえで針灸と鍼灸師に対して、正等な評価を下すべきである。

鍼灸界にかかわってきたこれまでの医師たちの多くが、鍼灸師の現代医学的知識の不足を指摘するに留まり、現代医学の立場からさまざまな鍼灸学校の教育制度の改変や各種の鍼灸認定制を行ってきたが、そのことがますます中医学（東洋医学）に根ざす鍼灸師を医師から遠ざけてしまうのではないだろうか？　私たちの領域に踏み込まなければ医師は私たちのことを理解することはできないし、私たちの胸襟を開くこともできない。

逆に鍼灸師の立場からいえば、鍼灸師は医師たちと本音の話し合いが必要である。そのことによって私たちが抱いている医師に対する一方的な偏見を氷解させなければならない。

西田先生のもう一つのメッセージは「再現性がある針灸治療」である。これは本書を書かれた先生の真意とみてよいだろう。「再現性」とはこの治療法が特殊な能力を持った特定の個人の成果に帰すのではなく、誰でもが学べる治療体系として存在し、さらには後世に受け継げられていく普遍性をもった医学であることを意味する。要するに「再現性」とは、針灸が個人の「療術」から体系としての「医術」になるために必須の条件だと私なりに考えている。彼がそのことを念頭において本書を書かれたということは、獲得した治療成果を自分に帰すのでなく、長く語り継がれていく万民の財産にしようとする彼の意思を示すものにほかならない。

　西田先生のように鍼灸師と同じ目線をもった医師が今後、陸続と輩出してくることを期待している。

中医学の頑固さ

『中医臨床』一〇六号（二〇〇六年九月号）で森道伯のことに触れ、その文末で「森道伯先生は築地法重寺に眠っておられるそうである。この記事の執筆を機会にご挨拶申し上げようと思っている」と記したが、その後、雑用に追われ、なかなか出向く機会がなかった。というより、気にはかけていたものの、見知らぬ寺に行くのにいまひとつ、腰が重いというのが事実であった。正月休みには行こう、春のお彼岸には行こうとこれまで一寸延ばししてきた。

東京医療福祉専門学校で開催されていた十六期中医学セミナーの最終日（二〇〇七年三月二五日）、私の講義が終わると、一人の若者が部屋に入ってきた。よく見ると、以前、一度、八丁堀から飯田橋までの帰り道にご一緒した矢数芳英先生だった。彼は矢数道明先生のお孫さんで、現在、東京医科大学の麻酔科に勤務し、温知堂矢数医院の副院長を兼務されている。

彼は「『中医臨床』の記事を読み、森道伯に関する資料をお持ちしました」と、『森道伯先生生誕百年祭記念文集』『道斎矢数格先生生誕百年祭記念文集』『森道伯先生四十周年忌に当り一貫堂医学を省みて』（矢数道明著）を私に手渡した。

そこには、森道伯・矢数格・矢数道明など一貫堂を担ってこられた諸先生のお顔が見られた。また、法重寺の森道伯の墓の前で行われた「森道伯先生生誕百年祭法要」の様子などの写真も綴じられていた。

「これはきっと森道伯が早く来いといっているに相違ない。すぐに行かなければ」と、三月三一日に妻と一緒に築地まで出向いた。

晴海通りに面したビルに法重寺の名前を発見し、裏手に回ったが墓地が見当たらない。そこでビルの二階に上がって、森道伯のお墓のことを聞くと、紙に書かれた森家の墓石の位置を調べ、ビルの横の竹戸の鍵を開けて、塀に囲まれた裏の狭い墓地に案内してくれた。確かに森家の墓がある。そこで早速、花をたむけ、線香をたいて拝もうとしたが、墓標はまだ真新しい御影石である。どうも様子が変なので、横に書かれた墓碑銘を見ると、昭和の晩年から平成に亡くなったご夫婦のお墓である。そこで慌てて、墓地の墓石を一つひとつ調べる破目になった。

森家はもう一つあった。こちらは昭和四年の建立である。誰を葬ったか、何も書いていない。しかし、他に森家はない。もし間違っていても、森道伯先生はお許しくださるに違いないと勝手に解釈し、花と線香を移し変えて参拝した。

森道伯はもちろんのこと、矢数格先生にもお会いしたことはないが、矢数道明先生とは、袖振り合うほどのご縁があった。鍼灸師になって間もなくの頃、上海中医学院編『針灸学』日本語版にかかわったことから、中国では多少、私の名前が知られたのかもしれないが、矢数先生が訪中した際、中国の某氏が自著を先生に託し、私に手渡すよう頼んだのである。じつに失礼千万なことなのだが、先生はそれを引き受け、しかもわざわざ私の治療院まで持ってこられた。そのとき、私が留守にしていたことから、手紙を添えて、その本が玄関先に置かれてあった。先生のご高名は存じ上げていたので、電話で御礼を言おうか、それではあまりに不躾なので手紙にしようかと逡巡している間に、その日の夜、先生からきちんと届けた旨、中国側に連絡するよう、お電話をいただいてしまった。

それから数年して、参議院の議員会館で先生にお会いした。当時、発行されていた日本語版『中医雑誌』が累積赤字でその存続が危ぶまれていたとき、中国側からの支援要請を受け、矢数先生が一肌脱いで日本の漢方界や鍼灸界に呼びかけたのである。ちょうど私は先生の隣席だったこともあり、一言二言、お話した。

『森道伯先生四十周年忌に当り一貫堂医学を省みて』を読むと、矢数道明先生は若いときから面倒見のよい先生だったことがわかる。いつも他人のためにご苦労されるのである。それが自分にとっては多大な犠牲を被ることであっても、「義をみてせざる」なのであろう。

同書にはその彼が森道伯に一度、破門を命ぜられた話が出ていてたいへん興味深かった。西洋医学を学んだ道明先生はよかれと思い、一貫堂のトイレに検尿セットを置いたのだが、森道伯の逆鱗に触れたのだ。「試験管で小便の検査をしなければ漢方の治療ができないような漢方医になるならやめてしまえ。破門だ」と。森道伯の真骨頂はこの頑固さにある。

翻って最近の中医学の動向を見てみると、中医学の近代化とか、科学化などが叫ばれ、中西医結合が主流になってきているようである。しかし湯液のことは私にはわからないが、針灸に限っていえば、中医学も中医学であり続けるためには、弁証論治を堅持する頑固さが必要なのではないだろうか。

経筋学のすすめ

針灸療法は運動器疾患に優れた治療効果をもっているので、鍼灸師は常日頃、さまざまな運動器疾患に遭遇する。しかし、鍼灸学校の三年間の教育では、運動器疾患に対する中国医学（東洋医学）的とらえ方である「経筋学」や「経筋病」については、これまでほとんど鍼灸学校のカリキュラムに盛り込まれていないこともあり、きちんと教えられてこなかった。学生は、現代解剖学の筋肉や関節については、免許取得に要する国家試験の関係もあり、かなり掘り下げて勉強するが、経筋や皮部に対する認識はまったくといっていいほど学ばないで卒業する。したがって、鍼灸師が中国医学（東洋医学）的認識に立って治療しようとしても、臓腑気血の内傷雑病に対しては臓腑や経絡にのっとった治療が可能だが、運動器疾患になると、とたんに筋肉・神経・骨格といった現代医学の認識が頭をもたげてしまうのである。

最近、西田皓一著『【図解】経筋学』が版元の東洋学術出版社から送られてきた。以前から西田先生が経筋に関する一書を執筆されていることは、出版社を介して聞き及んでいたが、実際、手にしてみると、本書は基礎篇と臨床篇の二篇からなる大部の書であり、経筋に対するそのほとんどすべてを網羅しているものであった。

基礎篇ではまず経筋システムと経脈システムに大別し、たとえば「臓腑と経筋の関係」「経脈と経筋の関係」といった形で経絡系統の一つひとつと経筋との関連性を明らかにしている。これによって、経絡系統のなかで経筋のもつ役割を浮き出させているのである。そのうえで経筋の「経脈の主な作用は気血を全身に運搬することである。一方、経筋の主な作用は関節の運動器官としての働きをスムーズにさせることである」「経筋システムは防御壁となって経脈を防御してくれる。……経脈システムに寝床を提供し、経脈は臓腑からの栄養を経筋に供給する」「経脈は経筋システムなしでは生きられない」と、経脈との役割の違いを明確に規定する。この認識のうえに立って、各経筋の走行とその病症およびその臨床応用を『霊枢』経筋篇にもとづいて説明していく。ここには経筋の走行と現代医学の解剖学による筋肉との関連性を対比させた、わかりやすい経筋の走行図が付されている。これらは漠然と、経筋は経絡体系の別の系統ぐらいしか考えていなかった私自身のこれまでの経絡に対する認識がいかに狭隘なものであったのかを知らしめる内容であった。

臨床篇では、「経筋病の診断方法」から書き始め、「経筋病の治療方法」「常見される経筋病」の順に筆を進めていく。

彼は経筋病では按診によって経筋病巣を探すことが重要であることを強調する。経筋病巣にも点状・線状・面状・立体といったさまざまな違いがあることを明らかにしたうえで、経筋病巣に現れる圧痛硬結に「痛をもって輸となす」治療を施すことが大切であることを第一に掲げる。

私を含め、中国医学（東洋医学）的治療を志す鍼灸師のなかには、「精にして少」を肝要とするあまり「痛をもって輪となす」ことにはなんとなく三文安いような引け目を感じている者も多いのではないだろうか？　しかし、本書を読めば、経筋学的認識をもって、なんら臆することなく「痛をもって輪となす」治療を運動器疾患に施すことができるのである。

この臨床篇こそ、常に臨床の現場に立たれている西田先生の真骨頂を発揮したものである。そこには線維筋痛症・関節リウマチなどの難治性疾患を含めさまざまな経筋病の治療方法が披瀝されている。推拿・皮内針・灸頭針・毫針・刺絡・火針など、多彩な治療が紹介されているのだ。しかもその一つひとつに写真付きでご自身の症例を付している。（ただ惜しむらくは、写真がカラーでなく、刺絡すべき細絡などあまり鮮明な画像でないことである。これは出版社の責任である）

西田先生は実際に治療に携わっているからこそ、こうした治療法の紹介にも説得力が増すというものである。しかし刺絡や火針は医師ならではのものと思われており、二の足を踏む鍼灸師も多いのではないだろうか？　事実、鍼灸師はごく一部の人を除いて火針などはまったく知らないし、刺絡も法律的な障害があり、なんとなくためらってしまう。自分たちの治療手段を広げるためには、鍼灸師は日本火針学会のような研究会を立ち上げ、学習と普及に努めないといけないのではないだろうか？

本書はわれわれのような中医派の鍼灸師だけでなく、どのような流儀に立脚した鍼灸師でも、読むべき一書である。鍼灸師が自分たちの武器である経絡理論について、その重要な構成部分である経筋のことをまったくといっていいほど無知で過ごしてきたことこそ、恥ずべきことであろう。

最後に一言。私は臓腑のつながりは表裏経の属絡関係による以外に経別によってなされていると考えているので、従来、経別は経脈系統のなかに含まれるものという立場をとっている。本書は最初のほうで、経別を「体表部と体内部をつなぐ存在」として、経筋システムに含めている。これは経別の流注における「離入出合」の特色の「離出合」に着目したものであり、私とは見解の相違はあってもそれはそれで筋の通った考え方である。しかし、十八頁には「経筋システムと経脈システムは相互関係にある。経脈システムは、十二経脈・十二経別・十五大絡・奇経八脈などを総括したものである」と記されている。とするならば、とどのつまり、経別はどちらに帰属すると考えたらよいのだろうか？　失礼を顧みずに申し上げるが、経別に関しては、西田先生に今一度、『中医臨床』において、ご説明をお願いしたいのだが、いかがであろうか？

経別について

創刊以来、『中医臨床』誌の編集委員として、針灸のさまざまな企画に携わってきたが、今年から編集委員を降りて顧問に退いた。主に学校（東京医療福祉専門学校）の仕事が忙しくなったという個人的理由からなのだが、同時に誌面の企画をそろそろ若手の人たちに譲りたいという気持ちからでもある。創刊のとき、編集部に対して「弁証論治」を旗印にするならば協力を惜しまないと約束して、これまで「弁証論治」の優位性を針灸の企画に活かそうと努力してきたが、その優位性とはあくまでも中国での成果である。そういう点ではこれまでの誌面に十分に描き出されているのではないだろうか。これからは自分自身が主張してきた「弁証論治」が自分たちの針灸治療のなかで、本当に他の針灸療法に比べて優位性を持っているのかきちんと検証していきたい。そして、いずれかの機会にまた『中医臨床』でその報告をしていきたいと思っている。

『中医臨床』通巻一一二号（二〇〇八年三月号）の「近況雑感」のなかで、「経別は（経脈システムと経筋システムの）どちらに帰属すると考えたらよいのだろうか？　失礼を顧みずに申し上げるが、経別に関しては、西田先生に今一度、『中医臨床』において、ご説明をお願いしたいのだが、いかがであろうか？」と書いたところ、『中医臨床』通巻一一三号（二〇〇八年六月号）の「杏林春秋」を通じて、西田皓一先生から懇切丁寧なご返事を頂戴した。日々、診療に携わっておられる先生が、お忙しい時間を割いてご返事くださったことに、心からお礼申し上げる。

経別は教科書的には次のように書かれている（『針灸学』基礎篇・東洋学術出版社刊）。

①十二経別の循行は四肢から体腔内に入り、再び体表に出て、多くは頭項部に上行する。その循行法則は「離・入・出・合」である。とくに「合」によって、陽経の経別はもとの陽経に戻り、陰経の経別は表裏関係にある陽経に合する。

②この経別の循行によって、十二経別は表裏関係にある二経の結びつきを身体深部において緊密にし、経脈と臓腑の連絡を強める役割を担っている。

③経別は十二経が循行していない部位や器官を循行しているので、十二経の経穴の主治範囲を拡大している。

それにしても、「経別」はよくわからない部分が多々、存在する「経脈」である。そこで、「経別」の特異性を浮かびだすために、私自身が経別に抱いている疑問をいくつか書いてみよう。

〈1〉一番、不思議に思うのは、経別の病候が『霊枢』経別篇に書かれていないことである。経絡を構成する他の部分「経脈」「絡脈」「経筋」「皮部」にはいずれもそれぞれの病候が書かれている。『霊枢』では、経脈篇とは別の章篇をわざわざ立てながら、なぜその病候が書かれていないのだろうか？　これでは懐中電灯なしに夜道を歩くようなものである。病候も所属穴・交会穴といった関連する経穴も記されていなくて、どうしてその存在の意義が明らかになるのだろうか？

本経から別れでた別の正経ということであるならば、「経別」篇は少なくとも「経脈」篇と一緒に書かれたものか、「経脈」篇より後に書かれたものであろう。きわめて乱暴な論理展開であることは承知のうえで、想像をたくましくして、次のような仮説を立ててみた。

経脈の認識や経穴の発見には無数の治療経験があったはずである。無数の治療経験によって経脈の流注と是動病・所生病といった経脈の病候が概括された『霊枢』経脈篇には、しかし、その経脈とはかかわりのない臓器や器官の病候も含まれている。たとえば足の太陽膀胱経の「是主筋所生病者、痔……」(『霊枢』経脈篇)といった類である。これは足の太陽膀胱経の承筋穴や承山穴なりへの刺針刺激が痔疾患に効果があったことに由来しているものであろう。要するに、足の太陽膀胱経に痔疾患を治せる経穴が存在するとき、その経穴と肛門とを結ぶ線を想定しなければならなかったのであろう。こうして出来上がったのが、「経別」にほかならない。したがって経絡・経穴や病候が経別の作成の礎であり、その「病候」はすでに「経脈」篇に記されているので、経別篇にはその流注しか記されていないのではないだろうか?

〈2〉足の三陽経の経別は「当心」(足太陽之正)、「貫心」(足少陽之正)、「上通於心」(足陽明之正)と書かれているように、いずれも心とつながりをもっている。また小腸経は本経が心を絡っており、三焦経は本経が心包に散落(絡)している。こうしてみると六腑のうち、直接、心とつながっていないのは大腸経だけだが、大腸経もその経別は「膺胸(胸乳部)を循る」のであるから、あながち心と無関係というわけでもなさそうである。

こうしてみると、六腑は心と密接な関係をもっていることが理解できる。これは何を意味するのだろうか？　一つには心の変動は六腑の変動を引き起こし、また六腑の病変は心に影響することを意味し、もう一つには六腑経の主治病証には心の病証も存在するということである。足三陽経と心のつながりを、『中国針灸学術史大綱』(黄龍祥著)では、「漢代の易学の〈卦気〉説の影響と関係している」としているが、心が五臓六腑の大主である「君主の官」(『素問』霊蘭秘典論)と呼称されるのは、経脈や経別を通じた実際の身体状況から導き出された概念ではないだろうか？

〈3〉西田先生も「杏林春秋」のなかでお書きになっていたが、経別は正経のどこから別れるのだろうか？　足の厥陰経のように「別跗上」とあれば、踵の付近で正経から別れたのではないかと思うが、足の陽明経経別では「上至髀」とあり、足の少陽経経別では「繞髀」となっているので、この両経はすでに別れでた経別がその部位を循行していると考えるのが妥当である。こうして見てみると、経別の循行は『霊枢』経脈篇に出てくる「絡脈」のような整った記載にはなっていない。そこで、絡脈のように記載部位で別れでるのか、どこかで別れた後、複線のように、記載部位まで正経と平行して走行していた経別が特定の部位において正経から離れていくのか、どちらなのだろうか？〈4〉分岐なのか、複線なのかというのは経気の流注の方向にも関連してきそうである。『霊枢』経脈篇の本経の循行の記載は、経気の流注の起点から止点に向かってである。たとえば足の太陽膀胱経は「起於目内眥、……至小趾外側」となっている。そこから体内を「端無きこと環のごとく」三巡する経脈の経気の流れが導き出される。もし経別が記載部位で本経から分岐するということであるならば、手の三陰経や足の三陽経は四肢末端に向かって経気は流注しているので、経別の経気の流れもそうなるはずである。しかし、「経別篇」の経別循行の記載にもとづくならば、経別はすべて四肢から体幹を通り、頭項部にめぐる経気の流れなのである。こうしてみると本経の経気の流れとは関係なしに、別行する経別の経気の流れがあると考えたほうが素直なのではないだろうか？

ほかにも経別を細かく検討すれば、いくつも問題点が出せそうであるが、このくらいにしておこう。経別が表裏経の属絡関係にある臓腑間の関係を密にするものなのか、体表と臓腑との間を密にするものであるのかは、どちらが正しくて、どちらが間違っているといったものでなく、視点の違いといってよいが、いずれにしても、経別は経絡の全体系のなかに位置づけなければならないことだけは確かである。私が鍼灸学校で学んだ「経絡」とは人体をめぐる一筆書きの一本の線にしかすぎなかった。具体的人間から経絡の体系は発見されたものであるならば、経絡から人体が想像しうるはずである。経絡にもとづく治療を目指す鍼灸師は、古代の人が経絡の体系を発見したように、経絡のすべてを網羅した経絡の体系によって人体が描けるよう努力していかなければならない。

鍼灸業界の抱える闇

過日、六然社の寄金丈嗣氏から、ちくま新書『ツボに訊け――鍼灸の底力』（筑摩書房刊）をいただいた。わざわざ私たちの鍼灸センターまで届けてくださったのだが、私の勤務日ではなく、不在だったので、数日後、六然社にお礼に出向いた。

彼は私にとって畏るべき知友である。彼と話していると浄玻璃の鏡の前に座らされたようなものである。本来、聞き上手を自認している私が、最初は取り繕っているものの、次第に自分を曝け出して、いつの間にか、素になって本音をしゃべっているのだから、まさに恐るべき人物である。

その彼が素人向けに針灸のなんたるかを書いたのが、本書である。その帯には「腰痛・肩こりだけでない。東洋医学の考え方から、よい治療院の見分け方まで。」と、いかにも本書は一般向けに書かれた針灸ガイドブックなんだと、素人の興味をそそるような言葉が踊っている。しかし、その実、ちょっと中身を見てみると、本書を執筆した目的とは、「何より本書を読んで頂きたいのは、《今まで鍼灸治療を受けたが良い思いをしなかった》という人たちです」とその冒頭に述べているのだから、この時点で、本書が一般向けの「針灸紹介」や「針灸礼賛」などではなく、かなり臍曲がり的な目的で書かれたことは明らかである。

一読してみると、確かに針灸学の一般的知識も数多く盛り込まれているのだが、「石川太刀雄は、七三一部隊に所属し、流行性出血熱に関する人体実験で訊問を受けている人物です」などは、鍼灸師の私でも知らない事柄であり（お前が不勉強なんだと言われればそれまでなのだが）、本書が果たして一般向けのものなのか、鍼灸学校をこれから目指そうとしている人たちに向けたものなのか、はたまた私たち鍼灸師に対しての目線で書かれたものなのか、はなはだあいまいで、いま一つ、はっきりしないのである。いずれにしても、そのどれに対しても、掘り下げが足りないことだけは事実である。これでは本書を手にした一般の人たちが、果たして「よし、一丁、針灸治療を受けてみようか」と思ったり、嫌な針灸治療の経験をもつ人はその体験を払拭できたりするのだろうか、率直に疑問である。もし、そうした目的だとしたら、日本各地の優れた鍼灸師を紹介している松田博公氏の『鍼灸の挑戦』（岩波新書）あたりで充分なのである。

寄金氏の執筆意図は奈辺にあるのだろうか？　どうも私たち鍼灸業界に向けられたものとしか思えないフシが見え隠れする。一般向けだとオブラートに包んでいるが、『全日本鍼灸学会』を痛烈に揶揄した『新日本鍼灸楽会草紙』の続編として、それを一業界団体から業界全体に拡大したとしか思えないのである。しかし、悲しいかな、大手出版社の商業主義に阻まれたのであろうか、そのほとんどすべての部分を問題提起で終わらせてしまっているのだ。たとえば、鍼灸学校に関することでも、彼は「高卒で鍼灸学校に入り、三年後に国家試験を受験し合格、その後《専攻科》と呼ばれる教員養成課程に二年間行くだけで、臨床経験がゼロ同然でも（実習などで経験はしますが）教壇に立ててしまうのです」と、現在の鍼灸学校の教員の質の問題について触れている。確かにこれは事実であり、「三年生のときは一度しか、針を持ったことがなかったので、卒業して鍼灸師の免許を取ったものの、針治療などまったくできないが、どうしたらいいだろう」と私のところに相談に来た某鍼灸学校の卒業生がいたぐらいで、鍼灸学校の現在の教育内容は鍼灸師を業とするには程遠いのである。しかし、「教員養成科」がいつ頃、何のために、誰が中心となって設立されたのか、設立した結果、得られたものと失ったものは何か、など多面的に解き明かさなければ、この問題の本質は見えてこないであろう。さらには、鍼灸師免許のための都道府県試験がなぜ国家試験になったのか、国家試験において針灸実技がなくなったのはなぜか、鍼灸師免許を発行しているところはなぜナンタラ法人なのかなどなど、鍼灸師免許や教員資格一つをとっても、鍼灸学校にまつわる問題点はいくらでもありそうである。

しかし、本書によって私たち鍼灸業界の抱える闇がいくつかクローズアップされていることも間違いないことである。そのような観点から本書を捉えなおしてみると、針灸の特定の集団に属することもなく、異端児的立場に身を置きながら、それでいて日本の鍼灸業界のさまざまな情報を手にしうる、ある意味、日本の鍼灸界を鳥瞰的位置から捉えることができる寄金氏だからこそ、本書を書くことができたのではないだろうか？　私としては、ぜひ、本書で問題提起した「闇」の部分を彼自身が引き続き解明していくなかから、日本のあるべき鍼灸業界のビジョンを彼の立場から示してもらいたいと願っている。

今後の彼に期待すること大である。

嗚呼、また鏡の前に引きずり出されてしまったようだ。

中国ばりと横山瑞生先生

今年（二〇〇九年）三月二〇日に横山瑞生先生の古希のお祝いが神保町の教育会館で行われ、全国から七十～八十人が参集した。病院長や医科大学の教授といった人たちの姿もちらほら見受けられたが、圧倒的多数は開業鍼灸師になった先生の弟子たちであった。私と面識のある方も数多く出席されていた。大阪で関西中医針灸研究会を主催する藤井正道氏、名古屋の帰来堂坂光信夫氏、神田鍛冶町の一本堂吉川鍼灸療院吉川正守氏、呼泉堂の白川徳仁氏など、いずれも現在、日本各地で針灸治療に携わり、日々、活躍されている面々である。ひまわり診療所の平野敏夫氏のように横山先生の還暦のお祝い以来、十年ぶりにお会いした方もいるが、新聞などのマスコミでは、ときおり彼の名前を見かけることもあり、平野氏の医療姿勢には頭が下がる思いがしている。

弟子のなかには、私のように中医針灸を標榜している者も数多くいるが、経絡治療や現代医学にもとづく針灸の道に進んでいる者もおり、理論的な部分でこの集まりを一つに括ろうとするならば、無理な相談といわざるを得ない。しかし、いずれも針灸臨床の現場にいるという点では共通するのである。針灸治療に携わる鍼灸師を数多く輩出させてきたことこそ、古希という、七十年、生きてこられた横山先生の長い治療人生の軌跡を物語るものであろう。

弟子の末席に連なる者として、私も祝辞を述べ、今日の私があるのは、ひとえに先生のお陰であると謝意を表した。この謝意は単なる挨拶言葉ではなく、私の率直な気持ちである。

私が先生のところに弟子としてお世話になった今から四十年前の一九七〇年代初頭、先生は当時、全世界を席捲していた「中国ばり」を自身の針灸治療に積極的に導入していた。同時に「中国ばり」を支える当時の中国の政治状況と思想に共鳴していたのであろう。

私自身は全国全共闘運動の終焉期にあって、これから自分はどのように生きていったらいいのか、その答えを捜しあぐねていた時代であった。このへんの経過については、『医道の日本』二〇〇六年五月号に「そのとき鍼灸に魅せられて――引きこもりの十数年が修業の場だった」と題した一文を記しているので、興味のある方はそれを読んでいただきたいのだが、いずれにしろ、自分の心のなかの必然性から、針灸というそれまでまったく知らなかった異業種の世界に飛び込むことになった。

鍼灸学校の一年生のときには、昼間部の鍼灸マッサージ科に通い、夜は勤め先の通信社で仕事を続けた。入学当時は仕事と学業の両立が可能であろうと考えていたのだが、これでは東洋医学や針灸についてあれこれ語ることはできても、到底、針灸で人を治すことなど覚束ないであろうと次第に思い始め、二年生に進むと同時に仕事を辞め、夜間部に転部するとともに、学校の夜間部で針灸実技の授業をもっておられた横山瑞生先生に頼み込み、昼は毎日、四谷の鍼灸学校近くの一本堂横山療院で、弟子として働くようになった。

とかく当時の鍼灸界では、それが「鍼灸業界だ」といわんばかりにヒエラルキー化した徒弟制度に胡坐をかいてふんぞり返っている先生が多く、私のようにもともと鍼灸業界と無縁な者にとっては、えらく違和感を覚えたのだが、横山先生は私のような未熟な学生に対しても「単に自分は針灸の道において一日の長があるに過ぎない」という態度で接し、自分のもっている刺針術を惜しげもなく開示してくれた。

そのことを端的に示しているのが、当時、四谷の鍼灸学校の学生を中心に結成された「ベチューンに学ぶ会」(以下「べ会」)であった。「自分たちの身体は自分たちで守ろう」「治す、治されるという固定的な支配関係を打破しよう」などをスローガンに掲げて、医療矛盾が噴出していた当時の日本の医療体制を批判し、その解決策として、それまで一方的に治療を受けるだけだった自分たちが、医学とりわけ東洋医学を学び、さらにその諸々の治療手段を行使することで、自らが病気に立ち向っていこうとするものだった。

針灸はもとより、漢方・食養・太極拳・気功・ヨガ・野口整体・野口体操・各種の瞑想や呼吸法・断食法など、さまざまな治療法を最大百人にもなった会員のそれぞれが学んでいったが、その中心はなんといっても針灸であった。

自分やその家族の健康を考え、病気を治そうとするならば、誰でもが針灸術を学んでかまわないという発想のもとに、さまざまな場所で「べ会」は針灸の実践講習会を開催した。

たとえば、ある県の聾唖学校の保護者たちに月一回、集まってもらい、聾唖治療のための針灸術を保護者に教えた。こうすれば、親が他人に委ねることなく、自分の子供に針灸による聾唖治療を施すことができるのである。

この「べ会」で針灸の技術指導をしたのが、横山先生であった。「べ会」で彼の針灸に接し、針灸の考え方やその効果を実感したことで、鍼灸学校に入学して針灸のプロの道に進むようになった人も、彼の弟子のなかには数多くいるのである。

彼が積極的に導入した「中国ばり」は、一九七〇年代、「当院は中国ばりをしています」と看板を掲げる針灸治療院が日本各地で見受けられるほど、一時、流行ったが、その後、中国の政治体制が変化して、従来の中医学が復活し、兵頭明先生（東京衛生学園専門学校）に代表される留学生たちの手で日本に中医学がもたらされるようになると、次第に表面から姿を消していった。

「中国ばり」も「中医針灸」ももともとはどちらも中国からもたらされたものであるが、「中国ばり」を推し進めた流れと、現在の「中医針灸」は、異なった人たちの異なった思想にもとづくものであり、直接は結びついていない。きわめて雑な言い方になるが、前者は「串鈴医《かんりんい》」から「赤脚医生」（はだしの医者）の流れに組するものであり、その思想の共鳴の上に成り立っているのである。まさに「べ会」はそれを日本で形にしようとしたものなのだ。

いずれにしろ、そろそろ「中国ばり」について、総括してもよさそうである。その意味でも一度、『中医臨床』の誌面において、「中国ばり」の当事者による座談をもっても面白いのではないだろうか？

日本中医学交流会大会

今年（二〇〇九年）六月二八日、「第七回日本中医学交流会大会」が東京衛生学園専門学校の兵頭明先生を大会長にして、北区王子の「北とぴあ」で開催された。従来は八月に開かれてきたものだが、今年は七、八月に「きゅりあん」「文京シビックホール」「タワーホール船堀」など三百〜四百人規模の集会場を都内で借りることができず、やむを得ず予定を繰り上げて六月末の大会となった。内容も湯液の方の準備が整わず、針灸に特化した「針灸学術大会」となってしまった。

実行委員会において、これまでの大会の針灸分科会の反省から、多くの先生を招聘しても、焦点が分散するので、今年は一人か、二人の先生の理論と実技をじっくりと勉強しようということになり、高知の南国市から西田皓一先生、大阪の関西医療大学から王財源先生をお招きしようということになった。

西田皓一先生は長年、針灸治療にかかわってきた医師として、われわれ鍼灸師の世界ではつとにその存在が知れわたっている方であるが、最近、『東洋医学見聞録』(医道の日本社)、『【図解】経筋学』(東洋学術出版社)、『瘀血を治す』(ヒューマンワールド)、『針灸一穴療法』(東洋学術出版社)、『抜缶療法の臨床応用』(ヒューマンワールド)など、針灸に関連するさまざまなご本を意欲的にお書きになっているので、ここは一つ、ぜひ東京まで先生をお呼びして、どのような針灸治療を行っているのか、その実際を実技を含めて、直に見せていただこうということになった。

西田先生は快くお引き受けくださり、ご自分の針灸治療のなかから、「遠位刺針運動療法」をテーマに選んでくださった。

また、午後の講演に招聘した王財源先生はこれまで世に出されてきた頭皮針療法とはまったく異なる「八卦頭針療法～九宮八卦が開く陽脈の海～」と題した頭皮針療法をお見せくださることになった。

この日本中医学交流会は今年が七回目の大会である。これまでの大会の内容からみると、湯液と針灸を含む中医学全体の内容を盛り込んだ二日間の大会の時もあったし、針灸だけで開催したこともあるが、いずれにしろ全国の中医派が一堂に会する毎年の夏を彩る集いとして、この間、定着してきたのではないだろうか。私自身は第二回大会からこの交流会にかかわり、針灸分科会の運営委員長や大会の実行委員長など、肩書きとしては大層にみえるが、実際は裏方の総まとめ的な役割を担ってきた。

日本中医学交流会第一回大会は、平馬直樹先生はじめ、北川毅氏や瀬尾港二氏などのご尽力で実現したものである。私はポスターかネットか覚えていないが、大会のことを聞きつけて、一般参加者として出席した。

大げさな言い方をすれば、この第一回大会は、それまで孤立的に中医学的針灸治療に取り組んできた私を、新しい世界に引きずり出してくれたものだった。中医学に関心をもっている人たちが、「きゅりあん」の会場がほぼ一杯になるほど参加したことにいたく感激を覚えた。と同時に、この交流会が単なる中医派の人的交流の場に終始するのではなく、中医学に関する学術的な内容を、臨床報告を含めて発表し合うなかでお互いに交流し合う場になっていったら、一～二回の集会でなんとなく消えていってしまうのではなく、将来にわたって継続して発展していく可能性があるのではないかと考えた。そこで大会後の関係者による反省会に主催者とまったく無関係の私が押しかけでしゃしゃり出て、「今後の方向性」についてチラシまで撒いて、そのことを訴え、もしその方向に進むならば、私もぜひ、どんな雑用係でも構わないので、関係者の一人に加えてほしいと訴えた。

第二回大会からは主催者側の一人として、日本中医学交流会針灸分科会にかかわるようになった。蛸壺的に少数の人としか知り合えなかったそれ以前に比べると、大会を準備する過程がそのままさまざまな人との交流の場になり、広範囲に中医学を志す人たちとお付き合いでき、お互いの意見を交わす機会が飛躍的に多くなった。したがって、これまでの大会に主催者の一人としてかかわったことは、私個人にとっても益するものが大きかったのである。

今年の大会後の懇親会で、「日本中医学交流会見直し委員会」を主宰される日本大学医学部の酒谷薫教授が今後、この交流会を「日本中医学学会」に発展させるべく鋭意、努力を重ねておられる旨、発言されていた。したがって、この交流会は今後、医師・鍼灸師・薬剤師の三者の協力関係のなかで会員による恒常的な組織に発展していく可能性をもっているのではないだろうか。もちろん、私も微力ながらそのお手伝いをさせていただくつもりでいる。

大会の前日、羽田空港まで西田先生を出迎え、宿泊先のホテルグランドパレスまでお連れした。ホテルでの別れ際、先生から表紙の裏に自署とともに「虚往実帰」の一句をその場でさらさらと添え書きされた『抜缶療法の臨床応用』をいただいた。帰宅してから、この一句を調べてみた。諸橋の『大漢和辞典』には『荘子』の「虚而往、実而帰」が出ており、「心を虚しくして行けば、物の理自らよく得られ、腹を満たして帰ることができる。又、未だ学ばずして往き徳を得て帰ること」と説明されていた。

頂戴したこのご本は、現在、東京中医鍼灸センターの書架に置いて、治療スタッフの皆で使わせていただいている。

ところで、東京中医鍼灸センターの治療スタッフの一人、宮本繁氏は同氏の従兄弟である宮本精治氏が長年経営してきた吸い玉（抜缶）専門治療院「ライフ施術院」の後を引き継いで、自身の治療院「ライフ鍼《はり》・吸玉《すいだま》サロン」で何年間も「吸い玉」治療を扱ってきた「吸い玉」の治療家である。彼は「吸い玉」治療のさまざまな経験を持つと同時に、「吸い玉」療法の普及のために「吸い玉」講習会をこれまで何回も継続的に開いてきている。そこで、宮本繁氏に西田先生の『抜缶療法の臨床応用』の書籍紹介か書評をお願いした。彼がどのように書くか、楽しみである。

鍼灸学校の「経穴学」教科書

昨年（二〇〇九年）、東洋療法学校協会の編纂する鍼灸学校の教科書が全面的に改定された。私にとっての興味は新教科書において東洋医学的な内容がどのように扱われているかである。とりわけ、鍼灸師の治療に直結する経穴に関してはどのような記載がなされるのか、興味津々であった。

四十年ほど前に私たちが学んだ教科書は全国養成施設協会編『漢方概論(経穴編)』であった。その序には「執筆の労をとったのは森秀太郎氏である」と森ノ宮医療学園の礎を築いた故・森先生が同書をお書きになったことが明記されている。そこには経脈ごとに個々の経穴がまとめられ、その一つひとつの経穴に「読み方」(要穴の種類)「取穴」「部位」「解剖」「主治」「備考」が付されている。凡例には、その各々についての簡単な説明がなされている。「取穴」では、「従来の慣例に従って分寸法を用いた。取穴の寸法、部位等については統一されていないが、現在の慣用に重点をおいて整理し、なお不可能なものは(別説)として記載した。(便法)は取穴の目安として、臨床上用いられることが多いので慣用されているものを用いることにした」、「主治」では、「主治は出来得る限り簡素化の方針を立て群書中より取捨選択すると共に、現代の鍼灸において一般的に認められていると考えられる治効を列挙したが、何分にも治効については歴史上の経験の整理と科学的根拠を欠く嫌いがあるので、足らない点が多いと思われる。主治を同じくすると思われる経穴は、特別の効果のあるものを除き繁雑を省くため重複記載をさけることにした」と説明がなされている。「備考」については「備考は本文中の不足を補う目的で、重要事項のみを記載するに留めた」とあり、すべての経穴に備考があるわけではないと断っている。

実際になかを覗いてみよう。たとえば手の太陰肺経の孔最穴の場合、肺経の郄穴であり、その「取穴」では「尺沢穴より橈骨茎状突起に向って下ること三寸、硬結を求めてとる」とあり、「主治」は「痔出血、痔核、脱肛、嗄声、咳嗽、小児虚弱体質」となっている。さらに「備考」には「痔疾患には主として灸を用いる」と孔最穴への治療方法のアプローチまで書かれている。この一箇所を学生が見ただけでも、「郄穴ってなんだろう？　なぜ、この経穴は痔に効くのか？　痔疾患にはどうしてお灸の方がいいのか？　痔疾患以外の嗄声や咳嗽だったら針の方が効果があるのか？」といったさまざまな疑問や好奇心が生じてくるであろう。

事実、私自身が入学して本書を手にしたとき、経穴の主治の範囲の広さに目を見張ったものである。整形外科だけでなく、内科・婦人科・泌尿器科・眼科・耳鼻咽喉科など、あらゆる領域の主治が書かれており、逆に針灸とはこれほど広範囲に効くものなのか、訝ったぐらいである。要するに本書は針灸の治療家を目指す学生に、先達である針灸の臨床家が後継者の養成のために自らの経験にもとづいて、「経穴」についての考え方・取り方・使い方の指針を指し示そうという意図を読み取ることができるのだ。

その後、経穴学の教科書は何回も書き換えられて、今日に至った。そして、その内容は「主治」や「備考」がなくなったことで、大きく様変わりした。

「主治」はなぜ削除されたのか。その理由を一九八五年四月に第一版一刷が発行された東洋療法学校協会編『経穴概論』では次のように述べている。「主治症は各家によって書かれているが、代表的なものも定めにくく、膨大な量になるので記述しない。教員諸先生の講義で学習してほしい」と。要するに、各経穴の「主治」については編纂委員の間で統一的見解が取れなかったのであろう。それにしても現場の教員に一任とは「経穴」教科書の体を為していないのではないだろうか？

さらに一九九二年には一九八五年版『経穴概論』の改訂版である東洋療法学校協会編『経絡経穴概論』が出された。その「序」では、「……以上、大きな改正点を記載した。なお主治については今回も記載しなかった」と記されている。ということは、このときの編纂委員会でも「主治」について、少なくとも議論の対象にはなったのであろう。ただ、なぜ記載しなかったかについての理由は公にされていない。

今回改定された経穴学の教科書を一読した限り、序文や凡例のなかに「主治」について触れている箇所はまったくない。「主治」を取り扱わないということすら明記していないのである。

二〇〇六年一二月号（通巻一〇七号）の『中医臨床』誌上で、私は日本の経穴学の教科書について、「……鍼灸師が針という道具を使ってどれほどの深さ、それを刺せばいいのか、この当たり前のことがなぜか日本の教科書では省かれているのである。これでどうして針灸の臨床ができるのであろうか？……」と述べたことがある。この気持ちは今でも変わらないが、一方で、各針灸流派によって超浅刺から深刺まで、各種の方法があるのだから、統一的な教科書に「刺針法」を盛り込むのは確かに難しいことであり、教科書で取り扱わなくてもやむを得ないことだと納得している部分もある。

しかし、「主治」は経穴の正確な取穴法とともに鍼灸師が知っておくべき基本ではないだろうか？　したがって、編纂委員会で統一的見解が出せなければ、せめて参考資料の形で『医心方』か『銅人腧穴針灸図経』あたりの「主治」を「備考」に記載してもいいのではないだろうか？

今回の教科書の編纂に携わり、また第二次日本経穴委員会委員長でもある形井秀一先生はこのへんのことについて、どうお考えなのか、ぜひこの誌面において、お話いただきたいと切に願っている。

針灸の補瀉

針灸の補瀉法についての読者の質問に中医学の教科書的な回答をするようにという『中医臨床』誌編集部からの求めに応じたものの、これは私にとってはじつに難題なのである。私自身はかなり自分勝手な補瀉の考え方をもっており、中医針灸学の古典とも、天津中医学院と後藤学園が共同編纂した中医針灸学の教科書的三部作『針灸学』〔基礎篇〕〔経穴篇〕〔臨床篇〕の補瀉の内容とも食い違ってしまう。したがって、私が補瀉に対する「標準的な」答えを述べることなど、不向きであることこのうえないということを、あらかじめお断りしておく。
針灸の補瀉法について、われわれの目に触れる代表的医学古典は、『黄帝内経』と『難経』であり、なかでも『鍼経』とも呼ばれる『霊枢』にはさまざまな補瀉についての考え方が記されている。

たとえば『霊枢』経脈篇には「此の病を為《おさ》むるに、盛んなるは則ちこれを写し、虚すれば則ちこれを補い、熱するは則ちこれを疾《と》くし、寒《ひ》ゆるは則ちこれを留め、陥下するは則ちこれを灸し、盛んならず虚ならざるは、経を以てこれを取る」と、経脈の各病変に対する治療法が書かれている。これは、経脈の変動もしくはそれを示す脈象には盛・虚・熱・寒・陥下・不盛不虚などがあり、こうした変動によって示される各経脈のさまざまな病症の治療法としては、瀉法・補法・疾法・灸法・以経取之法がそれぞれ適していることを示したものである。したがって、ここで述べている補瀉とは経脈の変動を示す五種類の状況を治療する治法のうちの二つの治法である。しかも「盛」の状態もしくは「盛」の脈象とは、寸口脈が人迎脈の三倍や二倍、一倍といった形で示され、「虚」とは、寸口脈が人迎脈に比べて小さいことで示されるという。

同様の記載は『霊枢』禁服篇にもみられるが、ここでは人迎脈と寸口脈の比較と躁の有無で病変のある経脈が明らかになり、さらに脈が盛・虚・緊・陥下・代・不盛不虚の場合で、治療法が異なり、盛では瀉、虚では補法が適しているとする。『素問』通評虚実論には、「邪気盛んなれば則ち実なり、精気奪われれば則ち虚なり」と、実証と虚証の概念が明確に述べられているが、その判断は寸口と尺膚の比較に委ねられている。「盛・虚」を「有余・不足」で示している篇もあるが、いずれにしろ、補瀉法の治法は脈診や望診で得られた病脈や病態にもとづくものであって、その前提条件を導く脈診や望診が『内経』のなかでは、たとえば、十二経脈すべての動脈部位を診る脈診や三部九候診、両手の寸口部で診る気口脈診、あるいは人迎脈と寸口脈の比較であったり、寸口脈と尺膚の比較であったりと、まちまちのものが混在しているのである。

しかし、私を含め現代の圧倒的多数の鍼灸師の脈診法は両寸口部の六部定位で病態を診ていくものであって、人迎脈と寸口脈の比較や寸口脈と尺膚の比較で盛虚の病態を把握して補瀉を行えといわれても、正直よくわからないというのが現実である。

『内経』の補瀉が示すもう一つの意味は、虚実に対する刺針方法である。これは、①経脈の選択、②経穴の選択、③刺針手技の三つに分けられる。『霊枢』口問篇に書かれている「人の欠するは、……足少陰を写し、足太陽を補う。……人の嚏《てい》するは、……足の太陽の栄、眉本を補う」などの記載は、①と②で書かれたものといってよい。また、日本の鍼灸師が好んで用いる『難経』六十九難には、「虚する者はその母を補い、実する者はその子を瀉す」と書かれているが、これは十二経脈の所属する臓腑の五行相生関係にもとづいて、その母子関係にある経脈と、その五輪穴の五行の配当の母子関係に当てはめるものであり、母子経に当てはめれば①になり、その本経の五輪穴の母子穴に当てはめれば②になるのである。

③については、『内経』のさまざまな篇に書かれている。その代表的なものには、「徐疾補瀉」「呼吸補瀉」「開闔補瀉」などがあげられる。

「徐疾補瀉」について、『霊枢』九針十二原篇には、「徐にして疾なれば則ち実し、疾にして徐なれば則ち虚す」と書かれている。これを『霊枢』小針解篇では、「徐にして疾なれば則ち実しとは、徐に内れて、疾く出だすを言うなり。疾にして徐なれば則ち虚すとは、疾く内れて、徐に出だすを言うなり」と解釈している。要するに、刺入と抜針の遅速の違いが補瀉の分かれ目で、ゆっくり入れて速く抜けば補であり、素早く刺入して、ゆっくり抜けば瀉であるとする「徐疾補瀉」である。「九針十二原篇」の「徐疾」を説明したものが『素問』針解篇にもみられるが、そこでは「徐にして疾なれば則ち実しとは、徐ろに針を出だして、疾くこれを按ずるなり。疾にして徐なれば則ち虚すとは、疾く針を出だして、徐ろにこれを按ずるなり」とする。この一文の「按」を「入れる」と解釈すると、『霊枢』小針解篇とは相反する内容になってしまう。そこで楊継洲（明代）のように後世の医家たちのなかには、『素問』針解篇の「徐ろに針を出だして、……疾く針を出だして、……」を刺針時間の長短とし、「按」は針孔の塞ぎ方の遅速と解釈して、『霊枢』小針解篇とは違う内容を記しているのだから矛盾しないと主張する人たちもいる。しかし、同時に上海中医学院の編纂した『針灸学』（人民衛生出版社、一九七四）のように、「按」を「入れる」と解釈して、『霊枢』小針解篇と『素問』針解篇が相反する内容であると主張する立場も存在して、まだその一致はみていない。

「呼吸補瀉」をはっきり打ち出しているのは、『素問』離合真邪論である。そこには、「吸すれば針を内れ、……吸すれば則ち針を転じ、……呼するを候いて針を引き、呼尽くれば乃ち去る。大気皆出づ。故に命けて写と曰う。……呼し尽くして針を内れ、……吸するを気候いて針を引けば、気出づることを得ず。……故に命けて補と曰う」とあり、呼吸が刺針補瀉と大きくかかわっていることを示している。

「開闔補瀉」法を明記した篇は『霊枢』官能篇で、瀉では「遙（揺）らして其の穴を大にすれば、気出づること乃ち疾し」と書かれているように、針孔を広げて邪気を外に出し、補では「其の外門を蓋すれば、真気乃ち存す」とあるように針孔を閉じて真気が漏れでないようにする。

「左は陽、右は陰」とする陰陽論を左転・右転の刺針手技に当てはめ、左右捻転の違いで補瀉の作用を引き出そうとする「捻転補瀉」はかなり後の時代のものであり、現在、多くの針灸臨床家が用いている方法であるが、針灸の歴史的文献でそれぞれ主張している内容に違いがみられる。男女の陰陽の違いにもとづいて左転・右転の刺針手技を決めている書もあれば、陰陽を左右・上下・腹と背・午前午後などで複雑に組み立てているもの、あるいは明代の汪機著『鍼灸問対』のように上行経（手の三陽経、足の三陰経）と下行経（足の三陽経、手の三陰経）の違いで左転・右転の補瀉が変わるものなど、諸説が入り乱れ、私には今の世にいたずらに混乱をもたらしているものとしか思えないのである。諸説紛々として規範とすべきものがないならば、「捻転補瀉」に対してはそれぞれの臨床家が自分の治療経験にもとづいて、それぞれの捻転補瀉法をあみ出すしかないのではないだろうか？　あるいは「左転・右転」による補瀉を採用しないという手もあるだろう。

このほかに針向補瀉法や六九数補瀉法、さらには子午流注にもとづく補瀉法などいくつもあげることができる。そのなかで比較的よく知られているのが針向補瀉法である。これは経脈の循行の順逆（手の三陰経は体幹部から手指部、手の三陽経は手部から頭面部、足の三陽経は頭面部から足指部、足の三陰経は足指部から体幹部に循行する）にもとづき、その経脈に沿った形で刺針するのを補法、その流れを迎え撃つ形で刺針するのを瀉法とするものであり、一見、なるほどなと思うのだが、よく考えてみると、この刺針方法は斜刺ということになるのではないだろうか？　私の常識からすれば、斜刺法は透刺法や気至病所法に用いるものであり、補瀉法に斜刺は考えられない。第一、徐疾補瀉・提挿補瀉・捻転補瀉など他の補瀉法は直刺で行うものではないだろうか？　それともこの補瀉法を用いる人はこれだけを単独で行っているのだろうか？

さらに奇数を陽、偶数を陰として、捻転回数や提挿回数を六陰数の倍数で行うのを瀉とし、九陽数の倍数で行うのを補とする六九数補瀉法などになってくると、個人的にはまったくついていけない代物である。

結論的にいうと、こうした単式の補瀉法でも、自分の納得できるものと、いくらなんでもこりゃないやと思われるものとが多々、存在しているのである。ましてや、これらの単式の補瀉法をいくつか組み合わせた複式の補瀉法になると、その実効性はさらに疑わしいものになってくる。確かに中国からの症例報告や医案では、徐疾・提挿・九六数・呼吸・開闔を基本組成とする「焼山火・透天涼」といった複式の補瀉法を使って治療効果を収めた事例をよく目にする。それはそれでその人の長い臨床経験から得られた成果であるから、一向に構わないのだが、果たしてどれだけの普遍性をもつのだろうか？

私のように、単式の補瀉法ですらそのなかのいくつかに対して有効性に疑問をもつ者としては、たとえば「竜虎交戦」とか「竜虎昇降」などといくら仰々しく名づけられていても、その構成要素に信用できないものが含まれていれば、それらを実際に用いてみようとは到底、思えないのである。

私たちは清朝が太医院の針灸科を廃止した事実によって中国の古典的針灸が破綻した歴史を知っている。なぜ破綻したのか、さまざまな要因が考えられるであろう。確かに西洋医学の伝入が大きく影響していたのであろうが、針灸自体に自壊する要因はなかったのだろうか？　私には実際の身体状況から乖離したあまりにも複雑になり過ぎた補瀉法や子午流注針法にもその一因があるように思えるのである。

結論としては、補瀉手技とは、古典を鵜呑みにするのではなく、自分が拠り所とすべき古典を参照しながら、自分自身で編み出し、その実効性を自分自身の治療のなかで確かめていくべきものではないだろうか？　したがって、十人いれば十の補瀉手技があってしかるべきだと考えている。

※この文章に引用した『内経』『難経』の書き下し文は、東洋学術出版社刊『現代語訳・素問』『現代語訳・霊枢』『難経解説』からのものである。

個人的補瀉法

前回の「近況雑感」で、針灸の補瀉についてどのように考えるかを書いたが、一読していただければ、その内容は古典的補瀉法に対し、かなり否定的なものであることがおわかりいただけたのではないだろうか。

では、おまえ自身は一体、どのような補瀉法を実際に行っているのだと疑問を呈する向きもあることと思うので、今回は、さまざまな批判や反発は覚悟のうえで、そのあたりを明らかにしよう。くどいようだが、私の補瀉法はあくまで自分のなかで組み立てたものであり、針灸古典と食い違っていたり、「常識的」な補瀉法ともかけ離れたものであることはお許し願いたい。

一、経脈の特色

補瀉法を語る場合、経脈についての私見を、まず述べなければならない。頭部や体幹部を循行している経脈についてはよくわからないが、四肢の経脈については、おおよそ次のような構造になっていると想像している。

四肢の経脈の特色は、四肢の断面で見た場合、広範囲の体表から骨に至るまでの形がショートケーキのような扇形であり、輸原穴（手足首）より上方にある経脈は寸口部の脈診から推量すると五層からなり、そのなかをそれぞれ異なる三種類の経気が流れていることである。このへんの判断は、『霊枢』終始篇、『霊枢』官針篇、『難経』第五難などにもとづく。経脈は一番表層（脈診圧度の〇～三菽《しゅく》〔豆の重さ〕）に皮部と呼ばれる三焦が張りめぐらされた薄い層があり、「水の上源」である肺から津液によって運ばれる衛気が流布している。この部分を「三才」では天部という。その下に血脈（心主血・脾統血・肝蔵血）が通っている脈診圧度の四～十二菽からなる層があり、そのなかには心の推動作用で胸中から送られる営血が流れており、営血によって営気は運ばれていく。この部分が人部である。その下には骨に付く脈診圧度十三～十五菽の一層（地部）があり、そこには穀気が流れている。営血以外の物質の輸送路をすべて三焦と捉えるならば、穀気も三焦をなんらかの陰性の物質によって運ばれていく気なのであろう。この穀気とはなんだろうか？

二、穀気

穀気は『黄帝内経』のさまざまな章篇に登場する単語であるが、その意味するところは幾通りもある。明らかに飲食物を表している箇所もあるし、水穀の精気を表している場面もある。しかし、『霊枢』終始篇に記されている穀気は営衛の気とは異なる気であり、経脈の底を流れているのだという。この穀気とはなんだろう。「経脈は内は臓腑に属し、外は肢節に絡す」（『霊枢』海論篇）とあるように、各経脈は特定の臓腑と結びつき、その臓気を流している部分をもっているのではないだろうか。

五臓六腑には血脈を通じて営血が、三焦を通じて津液と原気が注ぎ込み、それぞれの臓腑はそれによって五臓六腑の精を作り出す。心であれば心精、脾であれば脾精という類である。この精を使って臓腑が働きを起こすとき、それを心気、脾気……と呼ぶ。五臓はこの精を蓄えることができるが、六腑には蓄える装置がないので、精はすぐに気に変化してしまう。胃の精は胃気にただちに変化するといった類である。しかし、同時に五臓六腑はそれぞれの経脈の一番底の部分に臓腑の原気の形でその精を蓄えていて、なんらかの不測の事態に備えているのではないだろうか。でなければ、とくに中空で精を保存できる場所をもたない六腑の場合、虚実を繰り返す自己運動は、供給される営血や津液が一瞬でも絶たれた場合、停止してしまうはずだからである。結論的には、経脈の底を流れている穀気とは、こうした臓腑の精を気に変えて蓄えているものではないだろうか。私の考える補とは、この穀気を動かして、五臓六腑の正気の不足を補い、臓腑の機能を高め、摂取される飲食から「気・血・津・液・精」を旺盛に作り出すことにほかならない。

三、配穴法

配穴の原則は、標治穴と弁証穴の組み合わせからなる。標治とは、症状を起こしている病変部位を治療することであり、標治穴とはその部位の局所穴とその部位に循行している経脈穴（循経穴）からなっている。これは、たとえば鼻出血を主訴とするならば、その標治法は鼻竅の気血の改善をはかることであり、局所穴は迎香と印堂、循経穴は合谷ということになる。さらに広げていえば鼻閉や鼻汁、嗅覚減退など鼻竅のどのような症状でも、この配穴法でかまわない。これに対し、弁証穴は、その症状を起こしている根本原因と発症の機序を四診を使って探り、それを概括した証に対する治療法であり、同じ症状でもまったく異なる配穴となる。鼻出血の場合、胃熱でも肺熱でも肝火上炎でも、陰虚火旺でも脾不統血でも起こるわけだが、それぞれで弁証穴は異なってくる。弁証穴に用いられるのは臓腑の局所穴である兪募穴と十二経を束ねる任督脈穴を除き、多くは四末の要穴である（ここではその用穴法については触れない）。

四、平補平瀉法

私は補瀉の間に「平補平瀉」という考えを入れる。これについては、二〇一〇年一月号の『医道の日本』「新年のあいさつ」において、池田政一先生が「鍼灸も漢方も末期的状態です。〔平補平瀉〕などという言葉を本誌などで見かけることがありますが、後人を惑わすこと著しい。『素問』、『霊枢』、『難経』、『傷寒論』、『金匱要略』以外にない用語は用いないようにしたいものです」とお書きになっているが、さしずめ私などは、後人を惑わす元凶の一人になっているかもしれない。確かに上記の本だけに限定するならば、『鍼灸大成』などの明代あたりの書に登場する「平補平瀉」という用語はないことになってしまうのであるが、歴史的経験は肯定的にしろ否定的にしろ継承されていくという事実をふまえるならば、前人たちの経験にもとづいて楊継洲や陳会が補法と瀉法を組み合わせた「平補平瀉」法を主張したり、また、現代の「中医針灸派」のなかでも私のように、補瀉法のほかに得気を目安にした「平補平瀉」法を治療に取り入れている臨床家がいるのは、なんらおかしいことではないであろう。したがって、池田先生の「平補平瀉」の否定や漢代あたりまでの医書に限定しようとするご意見は「経絡派針灸」に限っておっしゃっているならばわからないでもないが、中医派を含めた一般的な話とするならば、到底、納得できるものではない。

私自身は、針灸の目的は経脈経穴への刺激による調経通気によって臓腑なり、諸器官なり、経脈なりを調整することにあると考えている。そして、その調経通気を果たすものが

「平補平瀉」法である。具体的には、経脈の「人」部において、左右上下均等な捻転・提挿法（催気法）で得気を起こすことである。したがって「平補平瀉」法が針灸の基本であろうと考えている。そして、標治穴に対してはすべて「平補平瀉」法で得気を引き起こすことで事足りると考えている。

五、補瀉法

経気の調整をはかるうえで、経気の流れを阻止したり、乱れさせたりする邪（外邪と内生の邪）が存在するとき、その邪を動かしたり、取り除いて調気を助ける方法が瀉法であり、また脈象の無力脈で示されるように、経気に力がなく経気の量も不足しているとき、その原因になっている臓腑の精を補い、臓腑の働きを強めて、気血・津液の不足を解消して、調気を助けようとする方法が補法である。

六、本治穴への刺針手技

前述の如く、標治穴に対しては硬結部や血絡などに対する刺針法を除き、基本的に得気を目的とした平補平瀉法を行うが、本治法の弁証穴に対しては、補法・平補平瀉法・瀉法の三つの異なる手法を使い分けなければならない。しかし、本治法の弁証穴に対しても、基本は平補平瀉法によって得気を起こし、調経通気をはかることである。

外邪や内生の邪が存在して、臓腑や経脈の気が停滞している場合は、瀉法によってその臓腑や経脈に存在する邪を取り除くことで調経通気をはかる。たとえば瘀血が存在しているときには化瘀法を用い、痰濁が存在しているときには化痰法を用い、寒凝肝脈では散寒を行って、調経通気の条件を作り出す。また、臓腑の気や経気が不足しているときには、穀気を動かす補法を用い臓腑の気や経気を旺盛にして調経通気をはかるのである。

いずれにしろ、私の基本的立場は平補平瀉法・補法・瀉法の三種類の手技を使い分けることであるが、この三者の間では、そのやり方に明確な区別をしたほうがいいということである。補法のつもりで行った手技が瀉法だったり、瀉法の手技が補法になってしまったりといった「補実瀉虚」の誤りを回避するためには、道具や手技によって、これが補法で、これが瀉法だという明快な違いをもたせるべきだということである。

では、それはどのような内容なのか？　補瀉法をそれぞれ別々に説明してもわかりづらいと思うので、表（84～86頁）にして対比させてみよう。

七、結論

補瀉法は調経通気をはかるうえで、補助的な手法である。さらに、その刺針の深さは、通用されているものとは逆に、補法のほうが瀉法より深刺である。したがって、補瀉と刺激の強弱は無関係である。しかし、いずれにしろ透刺法のような深刺にはならない。

以上に書いた補瀉法は、鍼灸学校などで教えている通用的な補瀉法とはまったく異質のものであるが、どれが正しくてどれが間違っているかなどを他人と論じるつもりはまったくない。あくまで、自分の治療経験から導いたものである。

	平補平瀉法
針具	補法と瀉法の間
順番	補法の後，瀉法の前
深さ	天人地の人部
刺入	左右均等捻転か，拇指を前に出す補法と同じ刺入法。
得気	左右上下均等の提挿捻転で，得気をつくる（催気法）。
留針	補法よりは短く，瀉法よりは長い留針。
抜針	左右均等捻転で催気法から，示指を中心に動かす捻転に切り替えて抜針。
針孔	アルコール消毒の後，塞ぐ。
対象	営気

表　個人的刺針手技

	補　法
針具	日本鍼 0 番や 1 番の細鍼
順番	本治法の最初に刺針する
深さ	天人地の人部か地部
刺入	拇指を前に出すゆっくりとした捻針で刺入。針管は使わないか，すり合わせの細かい針管刺入法を用いる。拇指を前に出す捻転を 3 回ぐらい行って天部に刺入したら，左右捻転を数回行う。再び拇指を前に出す捻転を 3 回ぐらい行って人部に刺入したら左右捻転を数回行う。地部まで刺入するときは，さらに拇指を前に出す捻転を 3 回ぐらい行って地部まで刺入。
得気	人部か地部で左右捻転する。提挿法は行わない。
留針	最初に刺入して，最後に抜針するので長い留針。留針中に時々，左右捻転する。
抜針	一気に抜針する。
針孔	針孔をすぐに塞いでから，アルコール消毒
対象	穀気，営気

	瀉　法
針具	中国針などの太針
順番	平補平瀉法の後で，本治法の最後に刺針する。標治法の前
深さ	天人地の天，人部
刺入	押入を主として，一気に天，もしくは人部に刺入。切皮のとき，針管を使ってもよいが，3回ぐらいで切皮する。息一止で天部に刺入し，息二止で人部まで一気に刺入する。
得気	天部もしくは人部で左右上下均等の提挿捻転を行い，得気をつくる（催気法）。
留針	最後に刺入して，最初に抜針するので，短めの留針か，もしくは留針せず，速刺速抜。
抜針	拇指後引きの捻転に盤法を組み合わせた手法で抜針。
針孔	針孔を塞がない。そのままアルコール消毒
対象	衛気，営気

備考：①針はすべてステンレス針を用いる。金・銀といった材質で補瀉をつけることはしない。
②瀉血（刺絡）は瀉法に属す。特に清熱法に優れた効果を発揮する。
③左右の捻転補瀉，九六補瀉，呼吸補瀉は用いない。呼吸補瀉は，それなりの意味を持つと思うが，私自身は呼吸を意識すると，刺針上の操作が上手く行かないので，使っていない。
④複式補瀉法は一切，使わない。
⑤標治法は局所，循経ともにすべて平補平瀉法。

至陰の灸

今年（二〇一一年）一月から四月中旬まで、頻繁にナツメ社に出向いて、一般書『プロが教える東洋医学のすべてがわかる本』の監修の仕事に忙殺されてしまったため、春休み中に書こうと思っていた『中医臨床』一二五号の「近況雑感」はとても書ける状態ではなく、休ませてもらった。私にとって一般向けに中医学を説明することなど、これまで手がけたことがまったくなかったので、意外に難解な作業になってしまった。たとえばルビ一つをとってみても、人によってさまざまな読み方があるので、どれにすべきかかなり迷ってしまった。『黄帝内経』などは私のように「こうていだいきょう」と読む人間は少数派だろうと考え、同書では「こうていだいけい」と多数の意見に従ったが、五行学説の木火土金水は「もっかどこんすい」として、鍼灸界の一部や武術界において一般的な読み方である金をにごらせる「もっかどごんすい」とはルビをふらなかった。また『鍼灸甲乙経』の甲乙も「こうおつ」「こういつ」と二通りの読みがあり、これも私の判断で「こうおつ」とした。このようにルビ一つとっても諸説あるのだから、同書に書かれた中医学の内容たるや、異論はまだしも反論や批判が枚挙に暇のないほど存在するであろうことは、容易に想像できることである。しかし、東洋医学に名を借りた一般向けの中医学書がオールカラーの図解本で、しかもかなり廉価で世に出されたことは、中医学の普及という点では評価されてもいいであろう。同書の製作に八丁堀の東京医療福祉専門学校が全面的に協力してくださったことにお礼申し上げたい。

しだいに中医学が日本で定着していくなかで、それに反発する動きも、あいかわらずさまざまな形で行われている。かつては日本の鍼灸団体に中医派は加入させないなどといった露骨な排除が行われたこともあったが、さすがに中医学がしだいに市民権を得てきた今日、そこまでのあからさまな反発はみられない。しかし、今年（二〇一一年）六月一九日に行われた全日本鍼灸学会の大会「2011 鍼灸学術大会 in 東京」での小川卓良氏の発言にもみられるように、あいかわらず中医学に対する批判は喧しい。

「中医針灸」とはなにかと問われたら、私自身は「弁証論治に立脚した針灸」と答える。

このことは、以前からさまざまなところで発言してきたことであるが、確かに現在、中国で行われている針灸は手間隙のかかる弁証論治に対しかなり否定的な気がする。李世珍先生のように厳密な弁証論治を実践する中医針灸は現在の病院針灸のなかでは影を潜めてしまったのではないだろうか？　南京中医学院（現・南京中医薬大学）に代表される針灸の弁証論治の体系は、中国の歴代針灸文献をふまえて、一九五〇年代から一九六〇年代に一定の完成をみるが、この完成された体系を、利便性の困難さから、中国の鍼灸界は自ら今、葬り去ろうとしているのではないだろうか？　確かに中国側に面と向かって「中医針灸の柱は？」と尋ねれば、「弁証論治」の重要性を主張するかもしれないが、実際に夏休みの研修で北京中医薬大学の関連病院の針灸治療を視察見学した八丁堀の多くの学生から、その内容が、三年間自分たちが教わってきた中医針灸学とはかけ離れたものであったという話を聞いたことがあるのも事実である。中国針を使うことが中医針灸でないことはいうまでもないことであるが、同様に現代中国針灸が弁証論治に立脚していないならば、それも中医針灸とは言いがたい。要するに、かつて中国で完成をみた臓腑経絡と気血津液の弁証論治の体系にもとづいた針灸をわれわれは「中医針灸」といっているのであって、それは日本で行われようが、アメリカで行われようが、「中医針灸」なのである。むしろ、日本では病者の病的状態に対し、その病因病機のすべての判断を個人でしなければならない開業鍼灸師が圧倒的多数を占めており、日本でこそ「中医針灸」がこれからも発展する素地をもっているのではないだろうか。

中医針灸の基礎と実際を学ぶ二年制の卒後教育の場「鍼灸研究科（浅川ゼミ）」はすでに十期生が学んでいる。そこでは、学生のときとは比較にならないほど難しい質疑応答が行われている。受け答えする私自身が、答えに窮して、「調べてきます」といって、その場を納めることもしばしばである。しかし、これは私にとっても問題意識をもって勉強する絶好の機会になっている。

先日も「至陰はなぜ、逆子に効くのか」という質問があった。この「なぜ」というのは、意外に難解で、答えに窮することが多いのである。

逆子は胞宮のなかの現象である。至陰は足の太陽膀胱経の井金穴であり、膀胱経の本経は胞宮には循行していない。これは「経の及ぶところは治の及ぶところ」という経絡の特色からは離れたものである。そこで「なぜ」ということを考える前に、至陰穴が胞宮疾患の治療に用いられたのは、歴史的にいつ頃からなのか調べることにした。

経穴の定位・定名・定性・主治を最初にまとめた『鍼灸甲乙経』（晋代、皇甫謐）には、至陰穴の主治について、「頭重鼻衄、及瘈瘲、汗不出、煩心、足下熱、不欲近衣、項痛、目翳、鼻及小便皆不利、至陰主之」「疝、四肢淫濼、身悶、至陰主之」「風寒従足小趾起、脈痹上下帯胸脇、痛無常処、至陰主之」などが記されているが、婦人科や産科に関する記載はまったくみられない。

ところが、『黄帝明堂灸経』（宋代の翰林院編『太平聖恵方』に収録）のなかには、「張文仲救婦人横産、先手出、諸般符薬不捷、灸右脚小趾尖頭三壮、炷如小麦大、下火立産」（張文仲は手が先に出る横産で、さまざまな護符や薬もすみやかな効果が現れない場合は、右足の小指の先端に小麦大の灸を三壮すえて婦人を救助する。火をつけるとすぐに出産する）いう一文がみられる。これは出産時の横産で他の治療法が効を奏さないときに右足の至陰穴に小麦大の艾炷を三壮すえるというもので、おそらくこれが文献的には初出であろう。「張文仲」とは唐代武后のときの尚薬奉御である。『張文仲灸経』一書を残すが現存せず、その一部が宋代初期の『黄帝明堂灸経』に転載されたのだとされている。

その後の針灸医学文献はこの記事をほぼそのまま転載している。たとえば『鍼灸資生経』（宋代、王執中）の「張仲文（原文ママ）療横産先出手、諸符薬不捷、灸右脚小指尖頭三壮、炷如小麦、下火立産」といった類である。

ところが、『鍼灸大成』（明代、楊継洲）になると同じ内容の一文を引きながら、「横生手先出、右足小指尖（灸三壮立産、炷如小麦大）」となり、故意かどうかはわからないがその出所が明らかでなくなり、至陰穴の灸が横産に効くことのみが一般的な話となって登場してくるのである。

清代に入ってもその傾向は変わらない。たとえば、勅撰『医宗金鑑』（清代、呉謙）巻八十六刺灸心法要訣にも、（灸難産穴歌）「横逆難産灸奇穴、婦人右脚小指尖、炷如小麦灸三壮、下火立産効通仙」［注］「婦人横産、子手先出、諸符薬不効者、灸此。其穴在右脚小趾爪甲外側尖上、即至陰穴也。灸三壮、艾炷如小麦、下火立産」と『黄帝明堂灸経』とほぼ、同様の内容が至陰穴の艾灸による一般的な治療効果として登場する。

これらの史実から次のことがみえてくる。

一点は、上述の針灸書はどれも無批判に張文仲の経験を掲載していることである。もう一点は、時代が下るにつれて、その出所さえ明らかでなくなっていることである。『鍼灸大成』しかり、『医宗金鑑』またしかりである。

これは、われわれが古典を学ぶうえで、しっかりとふまえておかなければならないことである。針灸古典に出ていたからといって、それを良しとするのではなく、古典とは、歴史的にその治療経験が存在したというほどの押さえ方をしておかなければならないということである。もし間違った内容や実際から離れた観念的な治療法がそのまま無批判に後世まで伝わるとしたら、針灸古典とは、かえって有害なものになってしまうのではないだろうか？

腧穴の治療効果を確定させるためには、古典をふまえ、さらに自分たちの経験を積み重ねていくことが必要である。その点、『類経図翼』（明代、張介賓）には、至陰穴について他書と異なる内容がみられる。少し長くなるが、同穴に関する部分を引用してみよう。

七巻経絡「至陰、在足小指外側、去爪甲角如韭《キュウ》（＝にら）葉。足太陽所出為井、……今時習用此治婦人寒証。張仲文（原文ママ）婦人横産手先出、諸符薬不効、為灸右脚小指尖三壮、炷如小麦、下火立産」

十巻経絡「独陰、在足趾下横紋中。按捷法云、即至陰穴。当是足小指也。主治乾嘔吐、小腸疝気、死胎、胎衣不下」

十一巻鍼灸要覧「（産難横生）合谷、三陰交。一治横逆難産、危在頃刻、符薬不霊者、急于本婦右脚小指尖、灸三壮、炷如小麦、下火立産如神、蓋此即至陰穴也。（子鞠不能下）巨闕、合谷、三陰交、至陰、三稜鍼出血、横者即転直」

『類経図翼』には、至陰穴が横産だけでなく、婦人寒証・死胎・胎衣不下などの胞宮疾患についても治療効果があると記し、さらに『類経図翼』が書かれた明代には至陰穴は胞宮疾患に広く用いられていると述べている。治験にもとづくこうした独自の記述があると、至陰穴は胞宮疾患に一定の効果があることが頷けるのである。

近代になると至陰穴への灸法は逆子の治療にもっぱら用いられるようになった。そして、それは中国でも日本でも数多くの臨床報告からすでに公認された治療法となっている。日本では「富山プロトコール」などにまとまり、中国でも数多くの臨床報告がなされている。多少古い資料だが『灸法』（謝錫亮ほか著、山西人民出版社刊）には、「(胎位不正）産前一個月左右、艾巻灸至陰連続多次、毎次30分鐘有奇効。直接灸至陰亦佳。近二十年来、国内已有数千例報道」（胎位不正には出産一カ月前ぐらいから至陰穴に何回も連続して棒灸の温灸を施す。毎回三十分ほどで、奇効を現わす。至陰穴への直接灸も佳効がある。ここ二十年来、中国の国内で数千例の報道がなされている）とのべ、さらに『灸法転胎40例臨床報告』天津工人医院針灸科、婦産科（天津医薬雑誌一九六二年、一二頁）、『艾灸至陰穴矯正胎位異常46例臨床療効分析』雷傑（江西医薬一九六二年、一二頁）、『直接灸至陰穴矯正胎位402例臨床分析』福建省龍岩地区第一医院針灸科（中国針灸一九八一年、三頁）など、いくつかの報道資料を紹介している。

次に、なぜ、膀胱経の至陰穴（井金穴）が胞宮に治療効果をもっているのか検討してみよう。

「経の及ぶところは治の及ぶところ」とするならば、膀胱経の本経は胞宮には行っていないことは、『霊枢』経脈篇の膀胱経の記載から明らかである。しかし、同じ『霊枢』の経別篇には、「足太陽之正、別入于膕中。其一道下尻五寸、別入于肛、属于膀胱、散之腎、循膂、当心入散。直者、従膂上出于項、復属于太陽。此為一経也」とあり、この経別（別行する正経）が関係しているのではないだろうか？

経別（別行する正経）は体幹部において、臓腑を貫いていき、さまざまな臓腑を結びつけている経脈である。たとえば足の三陽経はすべて心を貫いているので、胃・膀胱・胆の三腑は心の影響を受けている。そこで足の太陽の経別を見てみると、肛門から体幹に入り、膀胱に属した後、腎に散じている。胞宮は直腸と膀胱の間にある奇恒の腑であるから、足の太陽の経別は肛門から胞宮を通って膀胱に入っていく経脈と考えてよいであろう。したがって、承山穴が痔疾患に効果があるのも、経別の観点からみれば納得できることである。

また、次のようにも考えられる。至陰穴の意味は「ここから陰になる」ということで、具体的には至陰穴で足の太陽膀胱経は足の少陰腎経に接続している。ということは、至陰穴の刺灸は膀胱経の井金穴として、膀胱経に対し、疏経通絡の作用をもつだけでなく、腎経に対しても一定の作用を及ぼしているのではないだろうか? たとえば、『銅人腧穴鍼灸図経』(宋代、王惟一編)の至陰穴の主治に「失精」(遺精と同義)とあるが、これは膀胱経よりは腎経に対する作用とみてよいであろう。つまり、至陰穴は腎経に対しても一定の影響をもっているのである。腎は二陰を主り、精室と胞宮を司り、衝任両脈と相通じており、泌尿・生殖器を支配している臓器なので、至陰穴への刺灸も泌尿・生殖器疾患に一定の治療効果をもっていると考えてよいのではないだろうか。

経絡は経脈・経別・絡脈などが複雑に絡み合って身体の内外を網羅し、すべての組織を有機的に結びつけていることを古代中国人は発見した。したがって、われわれも経絡の体系を多面的にとらえていかなければならない。鍼灸学校は経絡の多様性を教える「経絡学」の講座を「経穴学」とは別に設けるべきである。

玉枕関を開く

ここ数年、八、九、十月の三カ月はめまぐるしいほどの忙しさになる。といっても身体を動かしてなにかをしているわけではない。一日数十件入ってくるメールの処理に追われるのだ。八月は九月に開かれる日本中医学会学術大会の実行委員会の統括責任者としてさまざまな指示や決済をし、大会終了後はすぐに十月中旬開催の「中澤弘先生鍼灸臨床講習会」（浅川ゼミ会主催）の準備に取りかかる。今年もなんとかその二つの大きな山が越えられて、ホッとしているところである。

それにしても中澤先生はお元気である。七十代後半にもかかわらず、アメリカ東海岸ボルティモア市から来日され、医師鍼灸研究会の講習会や浜松医大での講義で、約一週間浜松に滞在された後、帰路の途中で東京医療福祉専門学校に立ち寄り、午後から夜まで学生や卒業生に中澤流針灸の考え方と実技をご披露くださるのである。先生の講習会は今年で四回目だが、来られるたびにその内容が豊富になっていく。その基本的姿勢は、旺盛な探究心と治療効果のある針灸ならばなんでも取り入れるという柔軟さに満ちている。先生は、こちらの用意した六～七人の患者に対し、その場での症状緩解を求めており、もし一つの方法で効果がなければ、次々に別の方法を繰り出してくるのである。そこには後効果を狙った「いずれ治るでしょう」といった曖昧さは存在しない。その懐の深さと即効性が中澤流針灸の最大の魅力ではないだろうか。

今回一番驚いたのは、眼の痛みを訴える人に対し、両眼の球後穴と魚腰穴付近の圧痛点に刺針し、それに4Hzのパルスを流したことである。球後穴は眼窩針に属するもので、そこに二番の寸三針を約五～六分ほど刺入して、十五～二十分間パルスをかけたのである。数日後に患者に確かめたところ、パルスをかけていた間は両眼瞼が細かく痙攣している感じだったが、抜針後は目がはっきり見えるようになり、さらに眼の痛みは治療後再発していないとのことであった。

それにしても、訴訟社会のアメリカで、このような刺針治療を行っていることが驚きであった。私も眼窩針は一部の眼底疾患に対して行うが、それにパルスをかけるのは真似しろといわれても、後のクレームが怖くて、実際には尻込みしてしまうのではないだろうか？

さて、本題に入ろう。今日の話は脳の治療についてである。といっても、現代医学の脳ではない。あくまで中医学における脳の話である。

脳についてはすでに『素問』五蔵別論と『霊枢』海論篇に登場する。五蔵別論では脳を「奇恒の腑」に分類しており、海論篇では脳を「髄の海」として、そこに満たされている髄が有余の場合と不足の場合で生じる症状が書かれている。そこには、「髄の海に余りあれば（髄海有余）、則ち軽勁多力にして、自ずから其の度を過ぐ。髄の海足らざれば（髄海不足）、則ち脳転じ、耳鳴り、脛痠《しび》れ、眩冒し、目は見る所なく、懈怠《かいだ》して安臥す」とある。この「髄の海に余りあれば」に関しては、歴代のほとんどの医家は「無病」の状態としているが、私個人としては、海論篇の「髄海」以外の「気海」「血海」「水穀の海」の場合は、有余のときも明らかに病的な症状が示されているので、「髄海有余」の「軽勁多力にして、自ずから其の度を過ぐ」も病的症状と考えている。これが正常な状態なのか病態なのかを論議することは主題から外れてしまうので、ひとまず置いておくことにして、髄海不足から脳の働きについて、古代の中国医学はどのように考えていたのかを見てみよう。

「髄海不足」の症状は、一つは眩暈といった脳の所在する頭部の局所症状、もう一つは耳鳴りや「眩冒し、目は見る所なし」といった五官の症状、さらに「脛痠れ」「懈怠して安臥す」といった四肢の脱力倦怠感やすぐに横になりたがるといった症状である。したがって、古代の人たちは脳の役割はおもに五官の働きと四肢における運動と感覚を支配することであると考えていたのではないだろうか。

ところが、現代中医学書で「脳」を調べてみると、真っ先に精神活動の中心だと書かれている。たとえば、天津中医学院（現・天津中医薬大学）と後藤学園が共同で執筆した『針灸学［基礎篇］』（東洋学術出版社刊）には、「脳は精神思惟を主る」としか書かれていないし、南京中医学院（現・南京中医薬大学）の王新華著『基礎中医学』（川合重孝訳、谷口書店刊）では、脳の役割について、まず「精神活動を主管する」と記し、次に古代からの認識である「感覚と運動を主管する」とされている。脳に関して、古代の中国医学と現代中医学でどうしてこのような食い違いが起こってしまったのだろうか？

その答えは西洋医学の流入にあると思われる。明清代になると、マテオ・リッチなどに代表されるヨーロッパ人が陸続と中国を訪れて、西洋文明を中国にもたらすが、医学もその影響を免れなかったのではないだろうか。この時代から、中国医学は西洋医学を取り入れて、その内容を変化させてくる。その代表格が脳といっていいだろう。それまでの中国医学では「心とは君主の官、神明焉《ここ》より出ず」（『素問』霊蘭秘典論）とあるように、精神活動は心が統括し、さらに「魂は肝」とか「魄は肺」といった形で精神活動の各部分を五臓に振り分けてきた。したがって、精神的病変も五臓六腑や経絡の変動ととらえ、その治療を組み立てたのである。たとえば『諸病源候論』（巣元方著、六一〇年刊）の「五蔵六府病諸候」には、「肝気盛んなれば……善く怒り、肝気不足なれば……善く悲恐し、人の将に之を捕えんとするが如し」「心気盛んなれば……喜笑して休まず、心気不足なれば……善く憂悲す」などとあり、また『霊枢』経脈篇にある胃経の是動病「高きに上りて歌い、衣を棄てて走らんと欲し、……」などは明らかに精神的病変であり、さらに『霊枢』癲狂篇では「狂始めて生じるや、先ず自ら悲しむなり、喜みて忘れ、苦《はなは》だ怒り、善《よ》く恐るる者はこれを憂飢に得たり。これを治するに手の太陰・陽明に取り、血変じて止め、及び足の太陰・陽明に取る。……」などといった形でさまざまな精神的病変を各種の経脈の変動としてとらえて、その経脈の腧穴を使って治療しようとしている。また、脳血管障害の代表格である「中風」も外邪や内生の邪による臓腑・気血・経絡の変動としてとらえている。

中国医学の世界で脳が精神活動の中心であると主張した最初の人物は、世界的に有名な明代の李時珍だそうである。彼は著書『本草綱目』のなかで、「脳は元神の府」だと唱えたのである。それ以降、彼の説を支持する医家がしだいに現れてくるようになり、たとえば『医林改錯』を著した清代の王清任は同書のなかで、「霊機記性は心に在らず脳に在り」「小児の記性無き所以の者は脳髄未だ満ちず、高年の記性無き者は脳髄しだいに空」と記して、ひらめきや記憶力と心との関係を否定し、脳と関係づけている。

しかし、問題はここからである。「脳は元神の府」とするならば、中風のほか、癲証・狂証・鬱証・癇証・呆病などさまざまな精神疾患を脳の病変の症状としてあげることができるが、それらを引き起こす脳の弁証論治を確立することこそが現代中医学には求められているのではないだろうか？

たとえば、脳の病症を脳の「髄不足、髄有余、熱入髄海、髄海水泛、肝風入脳……」などといった形（もちろん、これは私が適当に思いついたものである）で中医学的に分析し、その病因病機からそれを引き起こす臓腑・気血・経絡の変動に対する弁証を導き出さなければならないはずである。同じ奇恒の腑の女子胞（胞宮）では、さまざまな胞宮疾患に対し、その病症を引き起こしている胞宮や胞絡の状態を分析し、さらにそれをもたらす臓腑や気血津液、経絡の状態から治療を組み立てており、それによって中医学の婦産科の治療法が確立しているのに対し、脳に対する弁証論治は脳科が確立するほどの独立した内容をもっていない。

近年、「醒脳開竅法」が唱えられているが、それは古代中国の「中風」病に「脳竅の閉塞」を結びつけているもので、なぜ「脳竅の閉塞」が起こるのか、それを脳そのものの病因病機の分析から治療を組み立てているわけではない。「醒脳開竅法」に示された配穴処方から考えると、あいかわらず、「中風」病や精神的病変に対して古代から考えられてきた五臓六腑や経絡の変動にもとづいた弁証治療の域を脱却したとは思えないのである。

しかし、現実にはわれわれ鍼灸師も日々さまざまな「中風」病や精神的病変の治療に直面しており、どのようにしたらその症状の改善がはかれるのか、常に頭を悩ませている。したがって、さまざまな脳疾患に対する弁証論治の確立を私は待ち望んでいるが、それを待っているわけにもいかないので、鍼灸師なりのアプローチを試みている。

私を始めとして中医学を柱にして治療を行っている鍼灸師は常に経絡の体系を念頭に置いて物を考える。そこで経絡的に脳を考えてみよう。

『内経』では『素問』の骨空論・『霊枢』経脈篇、『難経』では二十八難で脳と経絡の関係に触れている。その部分を抜粋してみると、骨空論では、「督脈とは、……太陽とともに目の内眥に起き、額を上り、巓上に交わり、入りて脳に絡す」、経脈篇では、「膀胱　足の太陽の脈は、目の内眥に起こり、額を上りて、巓に交わる。……其の直なる者は、巓より入りて脳に絡い、還《ま》た出でて別れて項に下る」、二十八難では、「脊裏に並び上りて風府に至り、入りて脳に属す」である。このことから、脳に気血・津液・精・髄などの物資を運ぶルートは、一つは督脈の風府穴から別れ出た支脈（脈絡）であり、もう一つは百会穴から脳に向かって伸びる支脈（脈絡）であることが理解できる。

風府穴と百会穴は『鍼灸大成』（明代）によると、前者は足の太陽膀胱経と督脈、陽維脈の交会穴、後者は督脈と手足の三陽経の交会穴である。また「督脈と巓で会す」（『霊枢』経脈篇）とあるように百会穴には、肝経の本経が入ってくる。したがって、中医針灸の基本である、「局所＋循経」の標治法と弁証にもとづく本治法を組み合わせた標本同治法において、少なくとも標治法の局所穴に関しては、その答えが出せそうである。その一つは百会穴であり、事実、百会穴の前後左右一寸のところには奇穴の四神聡穴が存在する。したがって醒脳開竅法としての百会穴の刺針法は、百会穴から一寸五分の針を用いて左右に各一寸の深さに刺入し、さらに前四神聡穴の近くから百会穴を通って後四神聡穴に向けるか、一寸の針を四本使って、各四神聡から百会穴に向けて刺針することである。もう一つは風府穴を中心とした後頭部と頸部の境に刺針することである。具体的には風府・天柱・

風池穴が基本となる。この部を道教の鍛錬法である小周天法では「玉枕関」（督脈にあるとされる三関の一つ。関は気の急激な上昇を制御する場とされる）と呼んでいるが、さまざまなストレスに晒されている現代人は「玉枕関」が固く閉ざされ、脳への路が通じなくなっているのではないだろうか？　そしてそのことによって、さまざまな精神的病変が生じているのではないだろうか？

そこで、風府・天柱・下天柱・風池・完骨穴などを使って「玉枕関を開く」ことが、百会穴への刺針と合わせ、醒脳開竅法の重要な方法ではないだろうかと考える。事実、私は現在さまざまな精神科疾患や大脳に起因する運動器疾患にこの「醒脳開竅法」を用いている。

針灸の弁証論治

毎年三月は浅川ゼミ会の症例発表会を定期的に開催しており、今年は第五回となる。この症例発表会は二つの目的をもって始められた。その一つは、二年間のゼミを修了した人数がすでに百人近く（今年の四月は第十一期生を迎える）になり、修了生のかなりの部分が鍼灸の世界で仕事に就いているので、その臨床経験を出し合おうというもの。もう一つは中医学にもとづいた針灸の臨床家を招聘して、その経験から得られた針灸理論を学ぼうというものである。

今年は、高知から西田皓一先生をお呼びすることにし、先生に講演をお願いしたところ、気持ちよくお引き受けくださった。西田先生は周知のように『東洋医学見聞録』上・中・下巻（医道の日本社）、『【図解】経筋学』（東洋学術出版社）をはじめ、ご自分の針灸経験から針灸学の体系に対し、精力的にさまざまな検討を加えてこられ、われわれ鍼灸師以上に針灸学に精通された方なのだが、ご自身は毎日、診療に忙殺されている内科医なのである。

西田先生のご講演のテーマは「遠隔置針――患部運動療法」であり、その理論にもとづいた針灸実技を目の前で見せていただけるのが大いに楽しみである。

ところで、『中医臨床』一二七号（二〇一一年一二月号）に、昨年（二〇一一年）初秋の日本中医学会第一回学術大会に招聘した北京中医薬大学附属東直門医院針灸科主任の趙吉平先生のインタビュー記事が掲載されている。「中国における針灸の弁証論治の現状」をテーマとした趙先生のお話の内容は、近年の中医針灸が抱える問題点を明らかにし、今後、中医針灸はどのような方向を目指そうとしているのかを浮き彫りにしている。

先生はインタビューの冒頭部分で、これまでの現代中医針灸が臓腑弁証に偏っているのは教科書（高等中医薬院校教材）の影響であり、実際の針灸治療と乖離していること、自分の針灸治療では、臓腑病証では臓腑弁証を主とし、外経病では経絡弁証を主として必要があれば臓腑弁証を組み合わせ、五官・五体といった器官病では臓腑弁証と経絡弁証を一緒に用いると述べている。

この主張は異議を挟むことなく同意できるものである。また、既存の臓腑弁証が湯液のそれであって、すべての臓腑弁証が必ずしも針灸治療の配穴処方を導き出せるものではないというのは、私自身も常々感じていたことである。たとえば肺病証一つとっても、「寒痰阻肺」とか「痰熱壅肺」「水寒射肺」等々は、肺の病変が仮にそうした証だとしても、われわれ鍼灸師にとっては診断を下すだけであって、その証に見合った正鵠を射る配穴など出しようがないのである。

しかし、そのインタビューの後半になると、人体の病症を臓腑・外経・諸器官（五官・五体など）に分類し、用いる弁証をそれぞれ違えるという最初に提示した主張と若干、ニュアンスが異なってくる感じがする。それを端的に示した一言が二〇〇八年に『中国針灸』に発表された論文「関于構建針灸臨床弁証体系的思考」（梁繁栄氏・成都中医薬大学）への支持表明である。

『中医臨床』一一六号に同論文の邦訳「経絡を主体とした針灸弁証体系の構築」が掲載されているので、私もこの論文は見知っているが、そこでは、これまでの中国が主張してきた針灸の弁証論治を批判し、それとは百八十度異なる弁証論治を提唱している。少し長くなるが、その核心部分を抜粋してみよう。

「中医内科の弁証体系では、針灸療法の特性を発揮することは難しい。針灸療法は中薬療法と異なり、外治法に属し、腧穴を作用点、経絡を通路として、補虚瀉実の方法を用いて臓腑経絡の気血を調節し、陰陽の平衡を保つものである。……弁証においては中医内科とは異なった部分に重点を置かなければならない。……針灸臨床における理論の核心は経絡学説であるため、弁証体系は経絡弁証を主とし、その他の弁証方法を結合させたものでなければならない。……」

要するに、外治法に属する針灸療法は、経絡弁証を主にし、他の弁証を従にするということにほかならず、これは、臓腑と経絡を並存させる従来の弁証とは、明らかに異なる意見である。

しかし、もしこの立場を取るならば、「内外同治」の原則のもと、「四診合参」によって得られる病態認識は湯液も針灸も同じであるというこれまでの中医学の認識とは異なる新たな針灸理論を作り上げなければならない。具体的にいえば、たとえば、経絡弁証を導く舌診や脈診とはどのようなものなのか、それらが一つひとつ明らかにされなければ、従来のそれに取って代わることは無理ではないだろうか?

したがって、経絡弁証の具体的な方法論が今後明らかにされない限り、この論文はお品書きを述べたに過ぎないのである。

ただ、「経絡弁証は、主に『霊枢』経脈篇に記載されている十二経脈の病症、および『難経』二十九難に記載されている奇経八脈の病症にもとづいており……」とする同氏の主張は、せっかく積み重ねてきた二千年の針灸の歩みをまた「是動病・所生病」という双六の振り出しに戻してしまうのではないだろうか？

針灸療法とは、臓腑の変動も外邪の侵入も経絡・腧穴を用いて治療することであり、その具体的方法は『霊枢』経脈篇に書かれた「此の病を為《おさ》むるに、盛んなるは則ちこれを瀉し、虚すれば則ちこれを補い、熱するは則ちこれを疾くし、寒ゆるは則ちこれを留め、陥下するは則ちこれを灸し、盛んならず虚ならざるは、経を以てこれを取る」の「瀉法・補法・疾法・灸法・以経取之法」の五種類である。

とするならば、われわれ鍼灸師は湯液からの借りものの臓腑弁証ではなく、臓腑弁証を最初に打ち立てた『華佗中蔵経』まで話を戻して、針灸に見合う新たな臓腑弁証を陰陽・気血・寒熱・虚実を用いて、再度、構築していかなければならない。

郄穴について

鍼灸学校で授業をするなかで、これまであまり問題にしていなかったことを「なぜ?」と問われて、はたと答えに窮することがしばしばある。最近の授業で私が「肘膝関節より中枢にある郄穴を一つ答えなさい」と学生に聞いたところ、答えは胃経の梁丘穴なのだが、学生の一人に、「なぜ、梁丘穴だけは肘膝関節より中枢なのか」と逆に質問されてしまった。

そこで、その答えを探すべく、もう一度、郄穴のことを勉強する羽目になってしまった（むしろもう一度、勉強する機会を与えられたといったほうがよいが）。

李鼎氏は著書『中医針灸基礎論叢』（人民衛生出版社、二〇〇九年刊）の「十六郄穴的主治特点如何?」のなかで、「郄」には二つの意味が考えられるとしている。①は「隙」

の通仮字（通用・仮借字）で、空隙（すき間やあい間の意）を指しており、②は湾曲している意味だとする。①にもとづけば郄穴は気血が会聚している空隙、②にもとづけば気血が屈折して会聚している空隙である。また、各郄穴の主治症から考えられる郄穴の作用は、陽経と陰経では異なり、陽経は気分病証、陰経は血分病証を主るとする。さらに同氏は郄穴は急性病証に効果があるとする近世の考え方はあまりに大雑把すぎるとしている。

それに対し、上海中医学院が執筆編纂した『針灸学』（人民衛生出版社、一九七四年刊）の郄穴の項では、「急性病症に多用される」と記されているだけである。

上記の両者の考えを結びつけた形で、郄穴の治療効果を述べているのが『針灸特定穴位的理論與臨床』（趙吉平・王燕平編著、科学技術文献出版社、一九九八年刊）である。同書では、「郄穴の主治の特色は、本経を循行する部位、および所属する臓腑の急性病症に優れて効果を発揮することである。とりわけ急性疼痛に優れており、二つ目は出血証を治療できることである。しかし、陰陽経の郄穴で主治にそれぞれ特徴があり、陽経の郄穴は気形両傷（気傷痛、形傷腫）の病証の治療に多用され、出血証に用いることはあまりない。これに対し、陰経の郄穴は血証に多用され、また一部の臓腑・器官の痛証にも用いられる」としている。

つぎに郄穴の歴史的推移を見てみよう。表（116～119頁）から明らかなように、最初に十六郄穴を記したのは『鍼灸甲乙経』（晋代、皇甫謐撰）である（郄穴の最初の記載は『黄帝内経』で、郄中・郄陽の二穴が登場する。この二穴はそれぞれ委中・委陽を指す）。ところが、宋代、時の皇帝仁宗の勅命で書かれた『銅人腧穴鍼灸図経』（宋代、王惟一）には、十六郄穴のうち、六経脈に郄穴がない。『銅人腧穴鍼灸図経』に訓注を施した丸山昌朗先生の序によると、同書は『霊枢』経脈篇・官能篇、『鍼灸甲乙経』巻三・七・八・九・十・十一・十二を整理し、さらに『外台秘要』『千金方』などを抜粋して書かれたのだという。とするならば、著者は十二分に『鍼灸甲乙経』に目を通していたことになる。つまり王惟一は故意に十六郄穴から六経脈の郄穴を削除したのである。この傾向は明代にも引き継がれ、『鍼灸聚英』ではさらに増え、八経脈から郄穴を削っている。

加えるに、中国では歴史的に多くの針灸歌賦が作られ、『鍼灸聚英』『鍼灸大成』などの針灸書にそれらが収録されており、各要穴にもそれぞれ歌賦が存在するのだが、十六郄穴のそれは見当たらない。確かに現代中医の針灸書では、「十六郄穴歌」なるものが存在するのだが、『針灸推拿学辞典』（梁繁栄主編、人民衛生出版社、二〇〇六年刊）によると、誰の手により、いつの時代に作られたものかは不明である。おそらく近代になってからのものであろう。

十二経と十五大絡を合わせて二十七脈とするために脾の大絡と胃の大絡を切り離してしまったぐらい形式にこだわった歴代の医家たちにとって、時代が下がるにつれて、だんだんと形が整ってくるのはきわめて自然なことである。たとえば腹募穴のうち、心包絡の募穴は歴史的には存在しなかったのだが、近代になって、膻中穴を心包絡の募穴にして十二臓腑すべてに募穴を揃えたようにである。こうした考えにもとづけば、『鍼灸甲乙経』当初、十二経すべてに存在していた郄穴が、その後の時代になって、経脈によって郄穴の存在する経脈とない経脈に分かれてしまったのは、さまざまな針灸理論の歴史的推移とは真逆で、なんとも腑に落ちないことである。

こうして考えてみると、梁丘穴だけが合穴よりなぜ中枢にあるのかという疑問点は、なぜ宋代や明代には十六郄穴のうち、梁丘穴を含め、半分近くの郄穴が存在していなかったという問題を前にしては些細なことのように思える。梁丘穴の件が自分にはよくわからなかったことの負け惜しみかもしれないが。

ところで、『中医臨床』一二八号（二〇一二年三月号）から、経穴の穴性に関する連載が始まった。その執筆陣は金子朝彦先生をはじめとした面々で、故・梁哲周先生の「雞林東医学院」で学び、そのなかで「命門会」を立ち上げて、一九八〇年代から中医針灸の理論と臨床にもとづいた多くの鍼灸師を輩出させてきたグループである。

このシリーズの第一回目は「合谷」の穴性についてである。その一面に登場するのが、李昇昊先生の「合谷の集約的穴性論」なのだが、合谷の穴性を「補気」に集約するのはいかがなものであろうか？　私は穴性（効能）とは、主治を概括したそのツボの顔みたいなものだと考えている。前掲の『訓注・銅人腧穴鍼灸図経』（丸山昌朗訓注、績文堂刊）では、「寒熱して瘧、鼻鼽衄、熱病汗出でざる、目視明らかならざる、頭痛、歯齲、喉痺、痿躄して面腫るる、脣吻収まらざる、瘖して言うこと能わざる、口噤して開かざる、を療す」である。この主治から考えられる合谷穴の穴性（効能）は、「理気」「行気」ではないだろうか？　虎の威を借るつもりはないのだが、『金針王楽亭』（北京中医医院、北京出版社刊）でも「昇気、降気、行気、宣気」になっている。実際の治療でも私は理気穴の代表格と考え、顔面疾患では、標治法の循経穴として合谷穴を多用している。まさに「面口、合谷これを収む」（明代、四総穴歌）である。

『鍼灸聚英』	『鍼灸大成』	現代中医針灸学
記載なし	記載なし	孔最 （肺経の郄穴）
陰郄（穴名） 郄穴の記載なし	陰郄（穴名） 郄穴の記載なし	陰郄 （心経の郄穴）
郄門 （手厥陰心包絡脈郄）	郄門 （手厥陰心包絡脈郄）	郄門 （心包経の郄穴）
地機 （足太陰郄）	地機 （足太陰郄）	地機 （脾経の郄穴）
水泉 （少陰郄）	水泉 （少陰郄）	水泉 （腎経の郄穴）
中都（一名中郄） 郄穴の記載なし	中都（一名中郄） 郄穴の記載なし	中都 （肝経の郄穴）
記載なし	記載なし	温溜 （大腸経の郄穴）
記載なし	養老 （手太陽郄）	養老 （小腸経の郄穴）
記載なし	記載なし	会宗 （三焦経の郄穴）
記載なし	記載なし	梁丘 （胃経の郄穴）
金門 （足太陽郄）	金門 （足太陽郄）	金門 （膀胱経の郄穴）

表　十六郄穴の歴史的推移

	『鍼灸甲乙経』	『銅人腧穴鍼灸図経』※
肺経	孔最 （手太陰之郄）	孔最 （手の太陰の郄）
心経	手少陰郄（穴名） 郄穴の記載なし	陰郄（穴名） 郄穴の記載なし
心包経	郄門 （手心主之郄）	郄門 （手の厥陰の郄）
脾経	地機 （足太陰郄）	地機 （足の太陰の郄）
腎経	水泉 （足少陰郄）	水泉 （少陰の郄）
肝経	中都 （足厥陰郄）	中都（一名中郄） 郄穴の記載なし
大腸経	温溜 （手陽明郄）	温溜 （手の陽明の郄）
小腸経	養老 （手太陽郄）	養老 （手の太陽の郄）
三焦経	会宗 （手少陽郄）	記載なし
胃経	梁丘 （足陽明郄）	記載なし
膀胱経	金門 （足太陽郄）	金門 （足の太陽の郄）

『鍼灸聚英』	『鍼灸大成』	現代中医針灸学
記載なし	記載なし	外丘 （胆経の郄穴）
筑賓 （陰維之郄）	筑賓 （陰維之郄）	筑賓 （陰維脈の郄穴）
陽交 （陽維之郄）	陽交 （陽維之郄）	陽交 （陽維脈の郄穴）
交信 （陰蹻之郄）	交信 （陰蹻脈之郄）	交信 （陰蹻脈の郄穴）
跗陽 （陽蹻脈郄）	跗陽 （陽蹻脈郄）	跗陽 （陽蹻脈の郄穴）

	『鍼灸甲乙経』	『銅人腧穴鍼灸図経』※
胆経	外丘 (足少陽郄)	記載なし
陰維脈	筑賓 (陰維之郄)	記載なし
陽維脈	陽交 (陽維之郄)	陽交 (陽維の郄)
陰蹻脈	交信 (陰蹻之郄)	交信 (足の陰蹻の郄)
陽蹻脈	跗陽 (陽蹻之郄)	跗陽 (陽蹻の郄)

※『銅人腧穴鍼灸図経』は丸山昌朗訓注・績文堂刊にもとづく。

邂逅——平川信代先生

今年（二〇一二年）八月一三日、常陽学園前理事長兼東京医療福祉専門学校前校長・平川信代先生が逝去された。大正一三年一一月の生まれとお聞きしているので、享年八十六歳のはずである。

どのような経緯で平川先生と私との間にご縁が生じ、東京医療福祉専門学校（以下、八丁堀と略す）とかかわるようになったのかについては、『医道の日本』二〇〇六年五月号の「そのとき鍼灸に魅せられて——引きこもりの十数年が修業の場だった」と題した拙文のなかですでに触れているので、ここでは、それ以降のことについて少し述べてみたい。

一九九〇年一〇月から八丁堀の特別講師として、月一回、中医針灸の特別講演を受けもつようになると、平川理事長は私の自宅の一室に設けてあった治療院に足繁く通って来られるようになった。もちろん、表向きは体の不調を治してもらいたいということであり、事実、それこそ、体のあちこちにさまざまな病気を抱えておられたのだが、しだいに治療目的だけで来院しているのではないような気がしてきた。先生は治療が終わると、その日の私の見立てをまず聞き、治療方針、さらにどこのツボを取ったのか、また、なぜそのツボを使ったのかなどを細かく質問され、メモにとったりしている。これはどうもなにか試しているのではないかと思われる節が見え隠れするのだ。おそらく私の標榜する中医針灸が言葉だけのものなのか、実効性のあるものなのかをご自分の身体で確かめているとしか考えられないのである。

翌年（一九九一年）三月になると、四月から始まる新年度の教科を一つ、もってもらいたいと打診された。前出『医道の日本』のエッセイに書いたように、私としては当時、外に出たい一心だったので、二つ返事でお引き受けした。

それから十数年、先生の身体を診てきた。その間、先生にまつわる話もあれこれお聞きすることができた。空襲の際に平川荘作先生のもとで吉田流按摩術を学んでいた多くの同僚は明治座に逃げたが、自分は逃げ遅れてしまい、別の方角に逃げたところ、自分だけは助かったなど、文字通り波乱万丈の人生を語ってくださった。その内容はさまざまな人のプライバシーにかかわることも多いので、私の個人的思い出として、秘めておくことにするが、はっきり言えることは、先生は根っからの職人（按摩師）だったということである。八丁堀の学校の教務にもその信念を貫かれた。鍼灸学校は鍼灸師として食べていくことができるレベルの針灸の理論や技、腕を学ぶ所であると考え、そのためには学校側はなにをすべきかということをいつも考えておられた。

先生が治療に来られるようになって十年ほど経った頃、たしか二月だったような気がするが、治療を受けながら「浅川先生、鍼灸師は素養として針灸の古典を学ばなければ駄目よね」とおっしゃるので、「そうですね。針灸術という自分たちの行っている治療法がいったい、いつ頃から、どのように体系化され、現在に至っているのか、その歴史を知ることはとても大切なことだと思います」と答えた。その場はそれで終わってしまったのだが、三月半ばになって学校の教務から電話が入り、「先生、四月から針灸の古典を勉強する一年生向けの新しい教科をもたれることになったのをご存知ですか?」といきなり告げられた。私には寝耳に水であったが、先生の教学に対する熱意に応えなければと、八丁堀独自の新設科目「古典鍼灸書講読」の授業を立ち上げることとなり、毎回、多量のプリントを配布して、授業をこなした。翌年には、そのプリントにあれこれ書き足して製本し、『古典鍼灸書講読』の教科書を作り、同校教員養成科講師になるまでその授業を続けた。ちなみに同書は加減筆修正されて、現在、教員養成科の教科書『中医鍼灸学総論』になっている。

このように、先生は表面的にはワンマンであった。学校運営を独善的に仕切って、学校関係者を混乱させることもしばしばであり、毀誉褒貶のはなはだしい人であったが、その根底には一貫してたたき上げの按摩師としての自身の考えを押し通した人であった。

私のところに来るときには、よく学校の教員や「平川マッサージ」（先生が経営していた鍼灸マッサージ治療院）のスタッフを連れてこられた。ご自分の身体を使って、私の治療法を覚えさせようとしているのだ。一人でも多くの優れた鍼灸按摩の治療家を養成すること、そのために自分や学校はなにをすべきかを常に考えてこられた人であった。

私が八丁堀とかかわるようになってすでに二十三年になった。八丁堀はすでに私の人生の一部になっている。これも先生との出会いによるものである。先生とのお付き合いがなければ、これほどの八丁堀との縁が生じたであろうか？

先生から頂戴したご恩を常陽学園と日本の鍼灸界にお返ししていきたいと思いますので、どうぞ、安らかにお眠りください。先生のご冥福を心からお祈り申し上げます。

（追記）私事ではあるが、この八月八日に私の母、八月一三日に平川信代先生、八月一四日に私の義母と、私に縁のある人が三人もあの世に旅立たれた。ちょうどお盆の時期である。単なる偶然なのだろうか、それとも私にとって、なんらかの意味があるのだろうか？

未病について

最近、新聞・雑誌の広告などで、病気を予防する意味で「未病を治す」という言葉を、ときどき見かけることがある。この言葉はもともと、中国医学で用いられている言葉であるが、その意味するところは複数ある。私も翻訳作業にかかわった『中医基本用語辞典』（東洋学術出版社刊）では、その意味を三つにまとめている。

①日常生活において人体に一連の措置を施し、疾病への罹患を防ぐ方法論であり、平素から正気を調節・保護することがその主眼となる

②早期治療の意味である。多くは前兆に対し、適時に治療を施すことを指している

③疾病の進行過程における法則性を掌握したうえで、疾病の進行を防止することである

①の考え方をよく示しているのが、『素問』四気調神大論であろう。そこには、四季の気候変化に従い正気を調節することによって養生と疾病予防を行うことが書かれ、その結語として、「是れの故に聖人は已病を治さずして未病を治す。已乱を治さずして、未乱を治すとは、此れをこれ謂うなり」と、未病の考えが書かれている。この一文の前後関係から考えると、これは病気にならないための養生法を説いたものである。

②の「早期治療」とは、まだ症状が現れない状況でも、身体から病的シグナルが発せられている場合に、それを四診で察知し、「転ばぬ先の杖」のように、あらかじめ治療を施すことであるが、それに近い考え方が『霊枢』逆順篇にあり、そこには「上工は、其の未だ生ぜざる者を刺すなり」と記されている。この章篇はいつ刺針すべきか、また刺針してはいけない状況とはなにかなどについて、脈象との関連で述べたものである。

③の考え方の代表格は、われわれ、鍼灸師がよく手にする『難経』の七十七難に書かれた一節である。「経に言う、上工は未病を治し、中工は已病を治すとは、何の謂ぞや」という問いに対し、「いわゆる未病を治すとは、肝の病を見て、則ち肝当にこれを脾に伝うべきを知る、ゆえに先ず其の脾気を実して、肝の邪を受くることを得せしむることなし。

ゆえに未病を治すと曰う」とある。これは五行の相克における伝変にもとづいて、あらかじめ、その伝わる五臓の正気を強めることで、病気の広がりを防ごうとするもので、これは明らかに中国医学の治療法の一つを述べたものである。この考え方は『金匱要略』の冒頭にも掲げられている。

長く刺針治療に携わってきたが、この人は危ないなと感ずることがある。それは霊感でもなんでもなく、その人がある特徴をもっているからだ。多くの場合、性別は男性、年齢は中年、体型は小太りで、仕事をバリバリこなし、まずもって健啖家である。病気ひとつしたことがなく、脈象も滑実脈といった健康脈であり、六部定位では右関上が強く打っている。また、舌象では、縦胖大舌もしくは縦横の胖大舌、縦裂紋の脾実証の形をもっており、舌色は多く紅紫、苔は黄膩苔である。大抵は肩こりや腰痛で来院するので、その症状が改善されれば治療は終わってしまうのだが、こういう人の場合、一言、注意を促すようにしている。

中医学の常識では、痰も湿も飲も津液から変化したものだとする。たとえば『簡明中医辞典』（人民衛生出版社刊）には、「体内の過量の水液が輸化できずに停滞もしくはどこかに滲み注いで発生する疾病を指す。一般には『稠濁なものが痰であり、清稀なものが飲である』（『古今医統』）と考えられている」と書かれているなどである。しかし、私自身は痰と湿、飲ではその原料に違いがあるのでは、と考えている。

拙論では、痰は脾の作用で飲食から体に取り込まれた気血の原料「水穀の精微」が、当面、気血に変える必要がないとき、粘稠性の強い脂膏として肌肉に蓄えられ、気血不足に備えるのだが、次から次と「水穀の精微」が飲食から取り込まれることによって、古い脂膏はそのまま使われずに蓄えられ、病邪になったものだと考える。脾は「倉廩の官」（『素問』霊蘭秘典論）であり、肌肉はその倉庫である。その最大の倉庫が上腕・大腿・腹部であろう。この脂膏の一部が血脈に溢れ出て、疾病を引き起こすとき、その発症因子を痰としているのではないだろうか？

この痰が悪質なのは、血脈を通って、空竅を塞ぐことである。痰の存在は突然、ある竅の機能が失われたり変調することで認識される。それまではまったくの無症状もしくは本人が気づかぬような微細なシグナルしか発していないのである。五官七竅を塞げば、五官七竅の機能が失われる。たとえば、耳竅を塞げば突発性の難聴になり、目竅を塞げば突発性の「視物不明」となり、眼科では急性の白内障などと診断される。面竅を塞げば突発性の顔面麻痺が起こってくる。それよりも恐ろしいのは、脳竅や心竅といった身体を維持する根幹が痰で塞がれてしまうことなのだ。この場合は命を落とす可能性もある。脳梗塞や心筋梗塞の類である。しかも厄介なことには、発症した病症、たとえば急性顔面麻痺が治ったとしても、その邪が存在する限り、また再発したり、あるいは同類の他病が繰り返されるのである。

こうした状況が予想されるとき、採るべき方法はアルコールや肉類といった湿熱性の飲食物をあまり過食せず、陰性に属す野菜類を一緒に食べること、体をなるべく動かすこと、過度のストレスに晒されないことといった世間一般でいわれている対処法と同じである。さらに、五行の相克関係にもとづくならば、脾実や脾熱を抑えるために、肝気を強める酸味の食べものを一品、夕食時には摂るようにしたほうがいいとアドバイスする。

しかし、無症状のときに鍼灸師のアドバイスに、はたしてどれだけ耳を傾けて、それを実践するだろうか？　今までの経験ではほとんど皆無である。

陽痿？ それとも陰痿？

東京医療福祉専門学校の教員養成科における私の講義は、中国医学の目で人体を再構成しようというもので、年間三十回の講義の中心は五臓六腑から始まる形体論である。臓腑（五臓六腑・奇恒の腑）・五官九竅・五主・五華・五神・三余などを経て、七月に入った現在、講義は陰茎まで進んだ。そのときの授業で、『黄帝内経』の時代はインポテンツの類を「陰痿」といったが、後世になると「陽痿」と呼ばれるようになり、現代中医学では「陽痿」に統一されていると話したところ、学生から「いつの時代になぜ、そのように変わったのですか?」と質問された。

岩波書店の『広辞苑』には、「陰痿」の項目があり、「インポテンツ」と説明されているが、「陽痿」の項目はない。ということは、これまで日本では歴代にわたって日常的に「陽痿」と呼ぶことはなかったと考えられる。それに対し、『中日大辞典』(大修館書店)の「陰痿」の項では「陽痿」を引くように指示され、「陽痿」の項では「陰萎、インポテンツ」という日本語訳になっている。

話を中国医学に戻そう。手持ちのいくつかの文献をあたった限りでは『黄帝内経』の時代から唐宋代あたりまでは、「陰痿」である。たとえば、『霊枢』邪気蔵府病形篇「(腎脈)大甚為陰痿……」、『霊枢』経筋篇「経筋之病、寒則反折筋急、熱則筋弛縦不収、陰痿不用」、『諸病源候論』(隋代、巣元方)「虚労陰痿候　腎開竅於陰、若労傷於腎、腎虚不能栄於陰器、故、萎弱、……」、『千金翼方』(唐代、孫思邈)「陰痿消小、臨事不起……」、『聖斉総録』(宋代、勅撰)「腎蔵虚冷気攻腹脇疼痛脹満……治腎蔵虚冷、腹脇疼痛脹満、非時足冷陰痿、行歩無力、五味子丸方……」、『鍼灸資生経』(宋代、王執中)第三「陰痿縮」の項「陰谷主陰痿……」などである。

これが明清代になると、「陽痿」と記された医学書(後述)も確かに目に触れるのだが、一方で『鍼灸大成』(明代、楊継洲)「陰谷主……陰痿……」のように「陰痿」のままになっている書も見うけられる。

一七七三年に世に出た『雑病源流犀燭』(清代、沈金鼇)は、主に雑病の病因・病機・症状・治法・処方などを記した名著とされるが、そこでも「一曰陰痿、凡人色欲過度、精髄耗敗、傷于腎元、遂致陰痿不起、又有精出非法、或強忍房事、有傷宗筋、亦致陰痿不起、又陰湿傷陽、陽気不能伸挙、亦致陰痿不起、又有失志之人、抑鬱傷肝、肝木不能疏達、亦致陰痿不起……」と、「陰痿」のままで記されている。

清朝政府の命で一七四二年に編纂された『医宗金鑑』（清代、呉謙主編）の『刺灸心法要訣』が、「陽谷主治頭面病、手膊諸疾有多一般、兼痔漏陰痿疾、先鍼後灸自然痊」と「陰痿」を用いていることに鑑みると、公的には「陰痿」と言っていたのかもしれない。

中華民国一〇年（一九二一年）に世に出た『中国医学大辞典』（謝観著）の「陰痿」の項でも「陰茎不挙也」となっているので、このあたりまでは、中国でも「陰痿」という用語は使われていたのではないだろうか？

これに対し、「陽痿」と記した代表的人物は明代の張介賓であろう。彼は一六二四年に撰した『景岳全書』「雑病謨・陽痿」のなかで、つぎのように述べている。多少、長くなるが、引用してみよう。

「凡男子陽痿不起、多命門火衰、精気虚冷、或以七情労倦損傷生陽之気、多致此証、亦有湿熱熾盛、以至宗筋弛緩、而為痿弱者、譬以暑熱之極、則諸物綿萎、経云壮火食気、亦此謂也、然有火無火、脈証可別、但火衰者、十居七八、則火盛者僅有之耳」「一、凡思慮、焦労、憂鬱太過者、多致陽痿、蓋陽明総宗筋之会、会於気街、而陽明為之長、此宗筋為精血之孔道、而精血実宗筋之化源、若以憂思太過、抑損心脾、則病及陽明衝脈、而水穀気血之海、必有所虧、気血虧而陽道斯不振矣、経曰、二陽之病発心脾、有不得隠曲、及女子不月者、即此之謂」「一、凡驚恐不者、亦致陽痿、経曰、恐傷腎、即此謂也、故遇大驚卒恐、能令人遺失小便、即傷腎之験、又或於陽旺之時、忽有驚恐、則陽道立痿、亦其験也……」。

　張介賓の影響を受けたとされる明代の李中梓も『内経知要』（一六四二年刊）中の「金匱真言論」の注釈で「恐則足不能行、恐則遺尿、恐則陽痿、是其傷也」と記している。

　明清代の三大医家の一人に数えられている陳士鐸は『辨証奇聞』（一七二五年刊）で、各病症の症状をあげ、その病機の違いを述べ、それにもとづいた処方を詳細に述べている。その巻之五は「腎臓篇」であるが、そこで「陽痿門五則」と題し、陽痿に対する精細な弁証論治を行っている。

　清代後期（一八三九年）に書かれた『類證治裁』（清代、林珮琴）も、陽痿で論を立てている一書である。「陽痿　論治　男子二八而精通八八而精絶、陽密則固、精旺則強、傷於内則不起、故陽之痿、多由色慾竭精、或思慮労神、或懼〔ク：おそれ〕傷腎、或先天稟

弱、或後天食少、亦有湿熱下注、宗筋弛縦而致陽痿者、蓋肝脈督脈之所経、又為宗筋之所会……」。

現代中医学は陽痿を陽萎としているものもあるが、ほぼすべて「陽痿」か「陽萎」で統一されており、「陰痿」とするものは皆無といってよい。ここでは一～二例をあげてみよう。

現代中医針灸の祖とされる承淡安は自身の医案のなかで、「陽痿　淡安が錫城南門の朱徳興君を治療。飲食は普通、やる気が起こらない、四肢はだるく力が入らない、いつもびくびくしている、異常なほどの不精。そこで陽痿かどうかを尋ねたところ、数カ月前から勃起しないとのこと。朱君は三十三歳。本症は下元の無火によるものだと告げ、命門・関元の二穴に施灸……」という形で陽痿という語を用いている。

『中医内科学』（高等中医薬院校外国進修生教材・中医古籍出版社）では陽痿という言葉を解説している。「陽とは男子の陰茎を指す。痿とは痿弱を指す。陽痿とは男子の陰茎が勃起しない、あるいは勃起しても堅くならずに、性交ができないことを指す」。

『症状診断鑑別学』（人民衛生出版社）では「陽萎（概念）　陽萎は別名、陽痿である。また陰痿ともいう。男性が六十四歳未満でまだ天癸が尽きる年には至っていないのに、陰茎が勃起しないか、あるいは勃起しても堅くならなかったり、堅くなっても持続しなかったりして、性交が不能な場合を陽痿という」とされている。

さて、長々と資料を並べたが、まずいつの時代に「陰痿」から「陽痿」に変わったのかという設問への答えは、現代中医学になってからといえそうである。明代ぐらいまでは「陰痿」といってきたものが、明代以降は「陰痿」とする医家も、「陽痿」と呼ぶ医家も並存していて、現代中医学で「陽痿」に統一されたと見るべきではないだろうか？　しかし、『症状診断鑑別学』を見る限り、現代でも少数の人は「陰痿」のままでいるようである。

つぎになぜ、「陰痿」から「陽痿」に変化したのかであるが、これは張介賓や李中梓たちが、「陽非有余」と主張し、陽気を重視し、「温補派」と称されたことと関連するのではないだろうか？　張介賓は陰痿を陽痿としているだけでなく、陰茎そのものも陽道と置き換えて、精液の通道と尿道としての陰茎を区別している。

こうしてさまざまな文献を眺めてみると、現代中医学は張介賓ら温補派の影響をかなり受け、「陽痿」と統一したのではないだろうか？　ぜひ、中国医学史を研究されている方々のご意見をお聞かせ願いたいところである。

背部兪穴の刺針法

　今年（二〇一三年）九月の第三回日本中医学会学術大会も、大過なく終えることができた。なぜ、大過なくという言辞を使うのかというと、私の場合、日本中医学交流会のときから十年余り、毎年、実行委員会の中心として大会の裏方を担ってきたからである。毎年約三十人からなる同会は、統括・会計・受付・渉外・設営・接待・映像・ＰＣ管理・庶務などの各部に分かれて、それぞれのチーフのもと、組織的に大会を運営してきた。さすがに十年も同じことを繰り返していると、われわれのような素人集団でも段々とプロ化されて、手際よく、スムーズに大会を切り盛りできるようになってくる。しかし、考えようによっては、私たちはボランティアでイベント会社の真似事をしているようなものだ。

　実行委員会は、とかく孤立しがちな鍼灸師たちの横の連携をはかるものとしても、その存在意義があったと思う。私自身がこの十年間余りの実行委員会を通して、中医針灸を目指す数多くの鍼灸師たちと知り合い、単に情報交換だけでなく、情報の共有から、それをお互いの針灸治療に役立ててきたと思う。しかし、大会の内容に限っていうならば、そこから自分たちがなにかを学ぼうとする姿勢はみられない。だから今の実行委員会には私たちの本分は存在しないのかもしれない。

今年夏の役員会で東北大学の関隆志先生が期せずして、「あなたがたは大会からなにを学んでおられるのか」とじつに的を得たことをご指摘くださった。これはまったく関先生のおっしゃる通りで、この十年間、私たちは大会からなにも学んでいなかったのである。大会を支障なく開催できることを目的に作られた組織であるから、これは当然なことであるが、この十年間、実行委員会で育んだ相互の連帯をそろそろ自分たち自身の学びに役立てる時期になってきたようである。

今年十月六日に、各担当部署の責任者から寄せられた総括文で作成した総括集にもとづいて、実行委員会総括会議が開かれた。私はこの総括集において、委員長提言として、日本中医学会針灸研究会の結成を提案し、同時に針灸研究会暫定内規案を配布した。この研究会では、まず、大会の映像のなかから、鍼灸師にとって興味あるものを一〜二題選択し、それを自分たちで見て、それにもとづいて討論する場を一度設けること、二つめには、自分たちで針灸関係の講師を招き（もちろん、自分たちの誰かが交代で講師を担ってもいいと思うが）、その講師の針灸術を学ぶことを提唱した。

しかし、この研究会はあくまで暫定的なものである。近い将来、できれば来年中にこれを土台にして、実行委員会とはまったく別組織である日本中医学会針灸部会を結成したいと考えている。この針灸部会は日本中医学会の下部機関で針灸部門を代表するものであり、年間計画と年間予算にもとづいて活動し、中医学会の会員であれば誰でも加入できる形にし、部長などの役職は会員の互選で選出するきちんとした組織体制をもったものを考えている。

さて、今回の本題に入ろう。第三回学術総会では、針灸関係で米山章子先生と林暁萍先生の二つの特別講演が行われた。この二つとも講演だけでなく壇上で針灸実技をご披露くださったので、たいへん興味深く拝見できた。とくに林先生の刺針術はその刺し方の手際の良さが目立ち、長く針灸術に携わってきたことがうかがえた。また、報告された不妊症に対する臨床成果も驚異的な数値であり、私たち鍼灸師が不妊治療を手がけるうえで大いに励みになるものであった。

司会者がフロアからの質問を求めたとき、私も質問台に立って、次の内容をお聞きした。「実演で見せていただいた背部兪穴の刺針では、どの兪穴も脊柱に向けて斜刺で刺針していたが、なぜ脊柱に向けるのか、もし奥に重要な臓器があり、そこへの刺入を防ぐためなら、多少、浅刺で直刺でもいいのではないか？　斜刺と直刺には違いはあるのか？　それとも同じ効果なのか？」

林先生のお答えはあらまし「私の師匠もこの刺し方であり、それを踏襲したもの」「なかに重要な臓器があり、その損傷を避けるため」であった。

背部兪穴は五臓六腑がその奥に存在することを示す場所であり、膀胱経に所属してはいるものの、募穴とともに臓腑の局所穴といって差し支えないであろう。その部位は臓腑のさまざまな状態を投影しており、また、外部からのなんらかの刺激は臓腑の状態を変化させる可能性をもった場所ともいえる。

ところで、背部には、横並びで同じ臓腑に対する異なった治療が可能な経穴群が存在する。たとえば第三胸椎棘突起下で見てみると、督脈上に身柱穴、膀胱経一側線（第三胸椎棘突起の傍ら一寸五分）に肺兪穴、二側線（第三胸椎棘突起の傍ら三寸）に魄戸穴が位置し、この三穴とも基本的に肺病変に対応するものである。では、この三穴の違いはなになのか？

ここでは、程莘農著『中国針灸学』からそれぞれの主治症を並べてみよう。身柱穴は「咳嗽、気喘、癇証、腰脊強痛、疔瘡」、肺兪穴は「咳嗽、気喘、胸痛、吐血、骨蒸潮熱、盗汗」、魄戸穴は「肺癆、咳血、咳嗽、気喘、項強、肩背痛」である。これだけを並べてみても、あまり違いがないようにみえるが、多少、ニュアンスが異なっている。身柱穴はどちらかというと、邪実や邪熱の病症が多く、肺兪穴は表裏・陰陽・寒熱・虚実が入り混じり、魄戸穴になると肺癆という慢性的な正虚の状態が続いた病症の主治が最初に出てくる。

私の認識では、直刺はその経穴そのものに対する外的刺激であり、どこかに向けた斜刺は刺入した経穴から向けられた針先の方向の経穴や経脈・経筋などに対しても外的刺激を加える透刺法になるものである。透刺法は経脈にもとづく分類では、本経透刺・表裏経透刺・異経透刺に分類され、肺兪穴から身柱穴といった背部兪穴から督脈への透刺は異経透刺となるが、肺兪穴から魄戸穴の膀胱経二側線に向けた斜刺は本経透刺となる。また、肺兪穴から長めの針で下に向け、厥陰兪・心兪などに透刺していく本経透刺の方法も考えられる。

そこで、林先生への質問をもう少し拡大して一般的な問題とすると、背兪穴への直刺は、背兪穴から督脈への斜刺・膀胱経二側線への斜刺・膀胱経一側線への横刺と同じになるのであろうか？　それとも、それぞれ異なる作用目的になるのだろうか？

私自身は、背部兪穴は基本的に直刺すべきものと考えている。ただ、当然、その奥にある臓器への損傷は避けなければならないので、必然的に浅めの刺針になる。

現代中国から届く針灸書は押し並べて背部兪穴は斜刺である。しかし、歴史的にみると、必ずしも斜刺とは限らない。表（144～147頁）を参照してもらいたいのだが、こうして古代から現代までの文献を並べてみると、背部兪穴の刺針法に関していくつかのことが見えてくる。

つぎに表にもとづき、歴史的流れから、背部兪穴の刺針法を検討してみよう。

①背部兪穴の刺針法に対しては魏晋代の『鍼灸甲乙経』が最初に触れている。そして、その後の医家たちは基本的にそれを踏襲していたようである。

②ところが、『千金方』や『外台秘要』をみると、唐代には背部兪穴は灸法のみで禁針ともいわず、刺針法そのものが出てこない。

③時代が下がって宋元明代になると、再び背部兪穴に対する刺針法が復活してくる。

④道光二年（一八二二年）に道光帝が勅令で太医院針灸科を永久に廃止したぐらい、清代は宮廷の針灸が停滞し衰退した時代だといえよう。こうした時代の流れのなかで書かれた『医宗金鑑』（一七四二年刊）では、肺兪穴だけは刺針法が書かれているが、肝兪・脾兪・腎兪は禁針穴であり、心兪穴に至っては、経穴そのものの存在すら書いていないのだ。

⑤現代中医針灸の礎を築いた承淡安は、はじめて刺入の深さに幅をもたせている。それ以前の諸書は「針三分、留七呼」といった形で固定的な刺入の深さしか示していないことからみると、これは針灸治療上、大きな変化といってよい。承淡安以降の中医針灸書はすべて刺針の深さに幅をもたせるようになり、この記載法は現在まで継承されている。承淡安は背部兪穴の刺入方向についてはとくに触れていないので、背部兪穴に対し、直刺で刺入していたと考えるのが素直であろう。

⑥初版が一九六四年に出された程莘農著『中国針灸学』では、背部兪穴に対しては刺入の方向を椎体に向ける斜刺にすべきことが書かれている。

⑦上海中医学院篇『針灸学』では、背部兪穴では直刺や外に向けた斜刺の深刺しでは内臓を傷つける恐れがあることを明記している。と同時に、同書では、やや椎体に向けた直刺と横刺に分けて、背部兪穴の刺針法が書かれている。

⑧現在、日本の中医針灸派で広く用いられている天津中医薬大学と後藤学園共編の『針灸学［経穴篇］』では、直刺はみられず、椎体に向けた斜刺のみの記載になっている。

こうしてみると、新中国成立後、国家政策もあって、中医針灸が隆盛になるにつれ、かなり臓器に対する刺傷事故がみられたのではないだろうか？　そうしたさまざまな事態のなかで、椎体に向けた斜刺が背部兪穴の基本的刺針法になったのではないだろうか？日本でも刺針事故の多くが背部刺針による気胸である。直刺と椎体に向けた斜刺が臓腑に対し、同様の効果をもたらすならば、リスクを軽減するために、背部兪穴は斜刺と決めてもいいかも知れない。そのときには、私自身も自分のこれまでの背部兪穴に対する刺針法を改める用意がある。

肝兪	脾兪	腎兪
刺入三分 留七呼	刺入三分 留七呼	刺入三分 留七呼
刺針法の記載なし	刺針法の記載なし	刺針法の記載なし
刺針法の記載なし	刺針法の記載なし	刺針法の記載なし
針入三分 留六呼	針入三分 留七呼	針入三分 留七呼
針三分，留六呼 素云刺中肝五日 死	針三分，留七呼 素云刺中脾十日 死	針三分，留七呼 下云刺中腎六日 死
『銅人』針三分， 留六呼，『素問』 刺中肝五日死， 其動為欠	『銅人』針三分， 留七呼，『素問』 刺中脾十日死， 其動為呑又曰五 日死	『銅人』針三分， 留七呼，『素問』 刺中腎六日死， 其動為嚔又曰五 日死
『銅人』針三分， 留六呼，『素問』 刺中肝五日死， 其動為欠	『銅人』針三分， 留七呼，『素問』 刺中脾十日死， 其動為呑	『銅人』針三分， 留七呼，『素問』 刺中腎六日死， 其動為嚔

表　背部五兪穴（肺兪・心兪・肝兪・脾兪・腎兪）の刺針法

	肺兪	心兪
『鍼灸甲乙経』	刺入三分 留七呼	刺入三分 留七呼
『千金方』	刺針法の記載なし	刺針法の記載なし
『外台秘要』	刺針法の記載なし	刺針法の記載なし
『銅人腧穴鍼灸図経』	針入五分，留七呼 甄權鍼経云…… 針五分，留七呼	針入三分 留七呼 得気即瀉
『鍼灸資生経』	針三分，留七呼，得気即瀉，甄權鍼経云……針五分	刺入三分，留七呼，得気即瀉，『銅人』云心兪不可灸，可針入三分，世医因此遂謂心兪禁灸，但可針尓，殊不知刺中心一日死，乃『素問』之所戒，豈可易針耶
『鍼灸聚英』	『甲乙』針三分，留七呼，得気即瀉，『素問』刺肺三日死其動為欬又曰五日死	『銅人』針三分，留七呼，得気即瀉，『資生』云刺中心一日死，其動為噫又曰環（十二辰，即ち一日）死，豈可妄針
『鍼灸大成』	『甲乙』針三分，留七呼，得気即瀉，『素問』刺中肺三日死其動為欬	刺入三分，留七呼，得気即瀉，『資生』云刺中心一日死，其動為噫，豈可妄針

肝兪	脾兪	腎兪
刺三分，留六呼，『素問』曰刺中肝，五日死	刺三分，留七呼，『素問』云刺中脾十日死	刺三分，留七呼，『素問』曰刺中腎六日死
禁針	禁針	禁針
針五分至八分 留五呼	針五分至八分 留五呼	針五分至1寸 留五呼
斜刺 0.5 ～0.7 寸	斜刺 0.5 ～0.7 寸	直刺 0.8 ～1.2 寸
風門穴に同じ	風門穴に同じ。直刺では，微かに椎体に向け，斜めに1～1.5寸の深さに刺する。深く刺しすぎると肝臓と腎臓を刺傷してしまう。	直刺では，微かに椎体に向け，斜めに1.5～2寸の深さに刺する。外に向けた斜刺で深く刺しすぎると腎臓を刺傷してしまう。
斜刺 0.5 寸 刺入	斜刺 0.5 寸 刺入	直刺 1 寸～1.5 寸 刺入

①直刺：微かに脊柱に向け，斜めに0.5～1寸

②横刺：上から下に向け，筋層に沿って透刺する。1～2寸刺入

注意事項：直刺で深く刺し過ぎて，肺を刺傷しないこと

※5　天津中医薬大学＋後藤学園編（東洋学術出版社刊）

	肺兪	心兪
『類経図翼』	刺三分，留七呼 『素問』曰刺中肺三日死……千金云……刺五分	刺三分，留七呼，按甲乙経曰禁灸，故世医皆謂可針不可灸，殊不知刺中心一日死，乃『素問』之所戒，豈可易針耶
『医宗金鑑』	刺入三分，留七呼	心兪そのものの記載なし
承淡安※1	針三分至八分 留五呼	刺針法の記載なし
『中国針灸学』※2	斜刺 0.5 ～ 0.7 寸	斜刺 0.5 ～ 0.7 寸
『針灸学』※3	風門穴※4 に同じ	風門穴に同じ。 直刺あるいは外に向けた斜刺で深く刺しすぎると，肺を刺傷する恐れがある。
『針灸学』［経穴篇］※5	斜刺 0.5 寸 刺入	斜刺 0.5 寸 刺入

※1　『承淡安針灸選集』（上海科学技術出版社），出典は1930 年の『経絡要穴歌訣』
※2　程莘農主編（人民衛生出版社，1964 年刊）
※3　上海中医学院編（人民衛生出版社，1974 年刊）
※4　風門穴への刺針法は『針灸学』では次の通り

膈兪穴はバネ指に効くのか

東京医療福祉専門学校教員養成科の学生で、鍼灸研究科（浅川ゼミ）にも在籍している女性が、数カ月前からバネ指になってしまったという。具体的には、朝、左薬指が曲ったままで伸びず、もう片方の手で伸ばし、何回か曲げ伸ばしをしていると動くようになるが、翌日の朝には、また曲ったままに戻っているのだ。そこで教員養成科の実習のときにちょっと治療してもらいたいと申し出てきた。手掌を調べてみると、左薬指の中手指節間関節の手掌側に硬結と強い圧痛が認められた。

私の常識では局所の硬結圧痛点に刺灸する方法がバネ指の基本治療法であり、さらにその部位の近位の循経穴を加えたり、硬結圧痛局所に対する刺灸法の内容を針にしたり灸にしたりといった形でこれまで治療してきた。これで結構、きちんと治った経験が何回もあるので、今回も当然この方法(局所と郄門穴付近の圧痛点)を試してみた。

一週間後の授業のときにどうだったか聞いたところ、かえって朝の曲がりが強まり、なかなか伸びなくなってしまったという。そこで、今度は局所部分と神門穴の間で1Hzパルスの低周波を五分間流し、低周波が流れているときに薬指が動くようにした。また、わかる範囲で資料に当たってみることを約束した。

バネ指は少なくとも「筋痹」に所属するものであるから、西田皓一先生の『【図解】経筋学』(東洋学術出版社刊)をまず調べてみた。同書には、「バネ指」に対し、近位療法と遠位療法の両方がかなり詳細に書かれていたが、遠位療法のなかに膈兪付近の圧痛点を探すことが書かれていた。

『【図解】経筋学』の「バネ指」の箇所をコピーして、ゼミのときに配布し、遠位療法についで多少なりとも自分の知っていることを説明したが、バネ指と膈兪穴の関連性についてはまったくその知識がなかったので話題にもしなかったところ、あるゼミ生から「私がバネ指になったとき、医療科の某先生に膈兪のところを押してもらったら、指がスムーズに動くようになった」といわれた。そこで、さらに西田皓一・趙振景著『針灸一穴療法』(東洋学術出版社刊)に当たってみると、「腱鞘炎・弾発指」のところに「《1方》筋鞘の硬結部」、

「《2方》西田追加方　患部側の霊台から膈兪を結ぶ三角形の頂点辺りの硬結部」と書かれている。

そこで、今度は膈兪穴の効能を古今の中国針灸文献から調べることにした。

『鍼灸甲乙経』『銅人腧穴鍼灸図経』『鍼灸大成』『医宗金鑑』など、歴代針灸文献でそれに見合う効能は見当たらなかった。さらに現代中医学に属す『針灸学［経穴篇］』（天津中医薬大学・学校法人後藤学園共編、東洋学術出版社刊）や李世珍先生のお書きになった『臨床経穴学』（東洋学術出版社刊。原著は『常用腧穴臨床発揮』）に当たってみたが、それらしい記載は皆無であった。

唯一、谷田伸治著『このツボが効く先人に学ぶ75名穴』の膈兪の項に、「一九八七年五期『江西中医薬』（何思純著）に〔手首の捻挫時には膈兪に圧痛があり、患側に刺鍼（皮内鍼）すると効果がある〕」と書かれているだけであった。

中国側の文献を方々当たっても見つからないということは、おそらく日本で言い伝えられてきたものなのだろうと考え、「膈兪」に関する寺島良安著『和漢三才図会』、香月牛山著『巻懐灸鏡』など、江戸時代から現代までの経穴書を調べてみたが、やはり見つけることができなかった。

八方手を尽くしても見つけることができなかったので、ゼミ生がいっていた某先生に「バネ指に膈兪を使用することをどうして御存知なのですか?」と甚だ不躾な質問をしてしまったところ、先生は、すかさず『深谷灸法』（入江靖二著、緑書房刊）を出してきて、「バネ指」のところを見せてくださった。

そこには、確かに「主穴は肩甲間部（膈兪あたり）に圧痛を求めること。多壮。手掌関節の施灸では効果が薄い」と書かれている。「へぇー、深谷先生がねぇー」と感心していると、隣席に坐っていた別の先生が、「これも参考になりますかね?」と、福島哲也先生の『深谷灸法による病気別症候別灸治療――患者のからだに聞け』（緑書房）の「灸療日記④」のところをコピーしてくださった。そこには、左拇指のバネ指に「督脈、膀胱経第一行、第二行、第三行と順に上から指でこき降して、指腹に感じるところ（身柱の左の第一行、左厥陰兪、左督兪、膏肓、膈兪、左脾兪、右腎兪）に印をつけ、竹筒で四、五回圧迫してみると、左厥陰兪、左督兪が顕著に赤くなった」ので、この部位に彼独自の施灸法で治療を行ったところ、その場でバネ指が治ったという。同書にはさらに「故深谷伊三郎先生は〔弾撥指には膈兪を〕と口にされていたという。しかし、膈兪にとらわれてはいけない。患者の身体に聞くのが最善であろう。〔理論よりも先験よりも!〕である」とコメントが付けられている。これは、現場の治療家ならではの一言にほかならない。

さらに、膈兪について最初にお聞きした先生が、清水完治著『役立つ使える鍼灸鍼法』（医道の日本社刊）の「赤羽氏法による皮内鍼治療」（皮内鍼法総論編）の部分を見せてくださった。そこには「特殊経絡の膈兪経は第3指端の（心包経の井穴と反対側）中沢から出て、三焦経とやや平行して肩に上り、背部に下って第7胸椎下横の膈兪に、もう一方は肩から胸部に下り横隔膜に至る（主治症：食欲不振、喘息、しゃっくり）」と記されていた。「膈兪経」を中国の針灸辞典類で調べても見当たらないから、これはおそらく赤羽幸兵衛先生がお考えになり、命名されたものであろう。

中医派を標榜する私の場合、とかく中国の文献を漁って自分の治療に取り入れることばかり考えているが、わが日本のなかにも当然の如く、脈々と続く針灸の治療経験の蓄積があり、またそれを理論化してきたのであるから、私たち中医派は率直にそうしたものに対しても目を向けていかなければならないのではないだろうか。

学校の常勤の先生方はおおむね三十～五十代であり、私からは二十も三十も年齢が下なので、治療経験の長さに胡坐をかいて、これまであまり教えを請うことをしてこなかったが、今後はわからないことがあれば、率直にお聞きしようと考えている。

胃の大絡はどこから始まるのか

東京医療福祉専門学校教員養成科の教壇に立つようになると、それまでかかわってきた医療科や鍼灸科と違って、質問もなかなか難しくなってきた。それまでいかに中途半端な勉強による半可通な知識で人にものを語ってきたか、忸怩たる思いにしばしば駆られるのだが、翻ってみると、自分にとって質問されることはその項目について問題意識をもってきちんと勉強する機会を与えられていることでもあるのだから、かえって、幸運に恵まれていると言っていいだろう。

そんな質問の一つに「『胃の大絡』はどこから始まるのか?」というのがあった。確かに医療科や鍼灸科の授業では「胃の大絡」にはまず触れない。大体、絡脈は「十五絡」と教えるのだから、その存在さえ知らない学生も多いはずである。

「胃の大絡」は他の絡脈のように『霊枢』経脈篇には記載されておらず、『素問』平人気象論に登場している。そこには「胃の大絡は名づけて虚里と曰う。鬲を貫き肺を絡い、左の乳の下に出ず。其の動、衣に応ずるは脈の宗気なり。……」と書かれている。

鬲についてはいずれ別の機会にということで置いておくが、「鬲を貫き肺を絡う」のであるから、常識的には中焦から始まる絡脈なのであろう。しかし、平人気象論には、その具体的部位は示されていない。そこで、さまざまな人がさまざまな説を唱えることとなる。現代中医学(ここでは中華人民共和国成立後の中国における中国医学の意味で用いている)でもそれは同様である。

『素問白話解』(山東省中医研究所編、人民衛生出版社一九五八年刊)では、同句の語釈を「胃の大絡は虚里という。その絡は左乳下に出て、膈を貫き上って肺に絡う。その脈の搏動は微かに衣服に現れる(原文は「胃的大絡名叫虚里、其絡出于左乳下貫膈而上絡于肺、其脈搏動微似応衣」)。胃は水穀の海であり、臟腑経絡はすべてこれによって養われている。したがって、その気は脈の宗気である」とする。

この一文をみると、「胃の大絡」は左乳下をその絡脈の起点としているのではないかと思われる。

ところが、『黄帝内経素問訳釈』(南京中医学院医経教研室編著、上海科学技術出版社一九八一年二版刊、邦訳は東洋学術出版社『現代語訳・黄帝内経素問』)では、「胃の大絡は虚里という。その脈系は胃から膈を貫き、上って肺に絡い、左乳下に出てくる。その拍動は手に感じることができる。これが脈の宗気である」と解釈する。さらに『素問』原文の「其動応衣」を『鍼灸甲乙経』の「其動応手」にもとづいて直している。同書の出発点は胃であり、「左乳下」ではない。

それ以降の中医学書では「胃の大絡」が胃から出ている絡脈という考えが大勢を占める。任応秋先生などが監修した『素問今釈』(貴州人民出版社一九八一年刊)にも『黄帝内経素問訳釈』とほぼ同様の記載がみられるが、唯一、異なるのは、「胃経の大絡は虚里という。……」と「胃経の大絡」としているところである。

張大千主編『中国針灸大辞典』(北京体育出版社一九八八年刊)や梁繁栄主編『針灸推拿学辞典』(人民衛生出版社二〇〇六年刊)などでは、胃から直接分かれ出る大絡脈となり、さらに「虚里」を心尖拍動部としている。

東洋学術出版社が二〇〇六年に出版した『中医基本用語辞典』になると、さらに明快さが目立っている。「虚里という。胃から直接別れ出ている大きな絡脈。しかし、足陽明胃経から分離する絡脈ではないので、十五絡脈ではない。循行経路は、胃から出て上行し、横隔膜を貫いて肺臓に連絡した後、外に向かって出、左乳部下方つまり心尖拍動部に散らばる」

黄龍祥著『中国針灸学術史大綱』(華夏出版社二〇〇一年刊)では、「十五絡は実際には『経脈の絡』と『五臓の絡』の二種類から構成されている。……十五絡のなかで『五臓の絡』は『脾の大絡』だけである。……」とし、さらに「脾の大絡」と同様な「臓腑の絡」として、「胃の大絡」と「胞脈」(胞絡)をあげている。さらになぜ、「脾の大絡」は十五絡に帰属させているのに、「胃の大絡」はその範疇に帰属させていないのかの解を、経脈十二、絡脈十五、計二十七数との関係に求めている。

ところが、張吉主編『経脈病候弁証與針灸論治』(人民衛生出版社二〇〇六年刊)になると、多少、ニュアンスが異なってくる。同書では、足の陽明経の絡脈の循行に第一・二・三支があるとする。第一支は胃経の豊隆穴から分かれ出た両支の一支で、脛骨を横に穿った後、内側にある表裏経の足の太陰脾経と相互に交通する。第二支は豊隆穴から分支した後、脛骨外側を循って上行し、頭項に絡し、大椎に会し、諸陽経の気と相会し、再び回り転じて喉嚨や咽部に至る。第三支は「胃の大絡」で、胃の上口から分かれ出て、上って膈を貫き、肺に絡い、左乳下に浅く出る。その動きは手に伝わる。これが虚里であり、これによって脈の宗気を候う」

以上のような資料の羅列から、現代中医学では、「胃の大絡」が胃から派生する絡脈であることは、大勢の認めることのようである。しかし、経脈の絡脈ではなく、臓腑の絡脈として、その帰属性が経脈とは異なると言い切っている説と、あくまで胃経の絡脈の範疇に属すものとして、それをとらえていこうとする説に分かれるのではないだろうか？　そこで、いくつか、医学古典に当ってみることにしよう。

『黄帝内経』を項目に分け、その一つひとつの条文に注釈を施している『類経』（明代、張介賓）では、『素問』平人気象論のその部分に対し、「土は万物の母である。したがって上文の四時の脈は、みな胃気を主としている。ここでいう胃気が出てくる大絡とは、虚里と名づけられているものである。その脈は胃から鬲を貫いて、上って肺に絡い、左乳の下に出る。その動きは衣を通して感じられる（原文は「其動応于衣」）。これは十二経脈の宗である。したがって脈の宗気という。宗とは主のことであり、本のことである」と注釈している。要するに、虚里と名づけられた胃気を運ぶ大絡が胃から出て、鬲を貫き肺につながっており、その動きは左乳の下に現れているというのだ。

また、『類経図翼』（明代、張介賓著）では、脾胃の絡は二脈として、十五絡と「胃の大絡」を同等に扱った十六絡穴の図を示し、「虚里」を「胃の大絡」の絡穴とする。この場合、「胃の大絡」とは、胃気を運ぶための特別な絡脈と理解することができる。

『黄帝素問直解』（清代、高士宗著）では、「五蔵の脈は胃に資生（万物が生まれる）する。胃は中土であり、気が四旁に通じている。胃の大絡は虚里と名づけられているが、大絡とは胃外の絡脈であり、虚里とは四通の意味である。その絡脈は膈に中って貫き、上って肺に絡す。その動きは衣を通して感じられる（原文は「其動則外応于衣」）。これは脈の宗気である。この動きによって胃絡は単に四旁に通じ、膈を貫き、肺に絡すだけでなく、宗気に合していることを知ることができる。これを胃絡の平気という」と、同部分を注釈している。ここでいっている「平気」とは、おそらく脈気を診察するという意味であろう。

学生からの質問をきっかけに「胃の大絡」についていろいろな書物に当たってみるまでは、私も『中医基本用語辞典』と同様の認識だった。しかし、現代中医学書や古典を調べ直してみると、逆にいくつか、疑問が生じざるを得なかった。まず、胃の大絡ははたして胃から派生する絡脈であろうか？　『黄帝内経』では『素問』平人気象論しかこの用語は出てこない。したがって、胃から派生すると言い切っているのは、後世になってからである。

また、胃の大絡の記載は経脈を論じた『霊枢』経脈篇や経別篇ではなく、各種の脈象を扱った『素問』平人気象論の、平・病・死を脈の胃気の有無によって述べた部分の後に出てくる。なぜ『霊枢』経脈篇ではなく、この脈象の箇所で十五絡とは別の新たな絡脈の存在を示しているのであろうか？　素人目には不自然である。

『霊枢』口問篇には「穀　胃に入りて、胃気上りて肺に注ぐ」とあり、この場合の胃気とは脾の昇清作用によって、上焦に運ばれ、宗気の原材料となる水穀の気と同じ意味である。だとするならば、「胃の大絡」という特別の絡脈が存在するのではなく、中焦や下焦の胃腸から脾の運化作用で取り込まれた水穀の精微（水穀の気と津液）が、脾の昇清作用によって、さまざまな経路（肺経・脾経・胃経などの諸経絡）を通じて鬲を貫き上焦まで運ばれ、自然の清気と合わさって宗気となる、そのさまざまな経路を「胃の大絡」と総称したのではないだろうか？　そして、左乳下とは脈において胃気の状況が直接、現れる部位といえるのではないだろうか？

結論的には、「胃の大絡」は水穀の気を上焦に運ぶ一切の経路の総称であり、もし、それがどこから始まるのかという問いには、中焦および下焦と答えるべきであろう。したがって、絡脈は『霊枢』経脈篇のいう通り、やはり十五絡と考えるのが妥当ではないだろうか？

胞脈（胞絡）について

東京医療福祉専門学校鍼灸研究科（浅川ゼミ）の受講生から、「『素問』評熱病論に『胞脈が心に属している』と書いてあるが、これはどのように理解すればよいのか？」と質問を受けた。

確かに「胞脈」という語は『素問』評熱病論にしか登場しない。『素問』のほかの箇所や『霊枢』『難経』ではまったくみられない用語である（168～169頁の表参照）。しかも同篇では、この「胞脈」を十二経脈と臓腑の属絡関係のように、「心に属して胞中に絡す」としている。この一文だけを切り取ってみると、胞脈は心につながるか、あるいは心が支配しているかのように思える。確かに心からは「心系」という脈絡が出ていて、心と他臓をつなげている脈絡だと考えられていた。もし、胞絡も心系の一つ、もしくは心系がかかわっているのだとすれば、「心に属して胞中に絡す」というフレーズは、あり得るかもしれない。

しかし、たとえば『十四経発揮』（元代、滑寿著）では「心系には二系がある。一系は肺と通じており、……一系は腎と通じている。……」、『類経』（明代、張介賓著）では、「心は五椎の下にあたり、その系（脈絡）には五系統ある。上の系は肺と連絡し肺から下って心に系わる。心から下る三系統は、脾肝腎と連絡する。したがって、心は五臓の気に通じ、その主となっている」として、どちらも心と他臓の関連性を述べているだけで、胞脈については触れていない。ということは、心と胞脈の関係を「心系」で導き出すのは無理なようである。

そこで、「胞脈」という単語が出ている『素問』評熱病論に着目してみると、このフレーズは同篇の「腎風」とはなにか、という黄帝の問いに対する岐伯の答えの部分にあり、この部分の全文は「月事　来らざる者は、胞脈閉ずればなり。胞脈なる者は、心に属して胞中に絡す。今　気上りて、肺に迫り、心気、下に通じることを得ず。故に月事　来たらざるなり」である。これは、腎の病変によって生じた「水気」が引き起こす諸症状の一つに「月事不来」があり、なぜその症状が起こるのかを説明した部分であり、ここでいきなり「心に属す」と言い切るのは、いかにも唐突な感じに思える。あるいは古代中国の「心が君主の官」だった時代では、胞脈が心に属すのは自明の理であり、一般常識として説明を要するようなものではなかったのかもしれないが、現代の私には理解に苦しむところである。

そこで、『素問』評熱病論のその件を現代中医学（中華人民共和国成立以降の中医学）ではどのように解釈しているのか、手持ちの資料でまず調べてみることにした。

一、『素問白話解』（山東省中医研究所主編、人民衛生出版社一九六三年刊）「腎が水邪に傷られると、腎は水穀の精を化合して上は心に輸送し血に化すことができなくなる。胞は心血を得て天癸となるので、今、水気が上って肺に迫り、下に布す肺気の助けを心気が得られないと、胞血はその資源が失われ、月経が起こらなくなる」

二、『素問今釈』（任応秋ほか監修、貴州人民出版社一九八一年刊）「女性の無月経は、水湿が阻滞して、胞脈が閉塞したことによる。胞脈は上は心に通じ、下は胞宮に絡している。今、水気が上逆して、心気が下に通じなくなると、血気が行かなくなるので、月経は閉ざされて阻まれるようになってしまう」

三、『現代語訳・黄帝内経素問』（東洋学術出版社刊、原書は一九八一年に南京中医学院医経教研組が執筆編纂した『黄帝内経素問訳釈』）「月経が止まるのは、水気があるために胞脈が閉塞して不通となったためです。胞脈は心に属し、下って（子宮）に絡しています。

今、水気が上逆して肺に迫り、心気が下に通ずることができなくなるため、月経が止まってしまうのです」

上記の解釈には、かなり意味・内容に違いがある。とくに、最初の説は腎と心の協同作業によって作られた心血によって天癸がもたらされるとして、月事不来に心血がかかわることを述べているが、三番目の説は水気によって胞脈が閉ざされ、心気の作用によってなされる月事が止まってしまうとし、心血とのかかわりを述べていない。

さらに、歴史的文献に当たってみると、まったく違ったことも出てくる。ここでは、『類経』と『素問直解』(清代、高士宗)から、この部分の注釈を引用してみよう。

四、『類経』「胞とは子宮のことであり、胞には相火が所在している。心は血脈に関連し、君火が居している所である。陽気は上下に交通している。胞脈は心に属し、胞中に絡しているので、月経が生じるのである。今、気が上って肺に迫ると、陰邪が陽道を塞ぎ陽道の流れを途絶えさせてしまうので、心気が下行することができなくなり、胞脈は閉ざされて月経は止まってしまうのである」(原文:胞即子宮、相火之所在也。心主血脈、君火之所居也。陽気上下交通、故胞脈属心而络于胞中以通月事。今気上迫肺、則陰邪遏絶陽道、心気不得下行、故胞脈閉而月事断矣)

五、『素問直解』「胞脈は衝任脈の血と関連している。無月経とは、胞脈が閉ざされたことである。中焦から取り込まれた飲食物の精微な部分は、心の作用によって、赤く変化し、血となる。血は胞中に向かう。胞脈は心に属し胞中に絡しているので、水気が上って肺に迫り、心気が下に通じなくなると、月経が起こらなくなる。これは無月経の道理を釈明したものである」（原文：胞脈主衝任之血、月事不来者、乃胞脈閉也、中焦取汁、奉心化赤、血帰胞中、故胞者、属心而絡于胞中、今水気上迫肺、心気不得下通、故月事不来也、此申明月事不来之義）

こうして見てみると、おそらく古今を問わず、この部分は諸説紛々だったところではないだろうか？

ところで、「胞脈」とはなんだろうか？　いくつかの辞典を引いてみよう。

『中国針灸大辞典』（張大千著、北京体育学院出版社）「胞脈」の項には、「別名、胞絡。胞宮（子宮）上の脈絡。そのなかには衝脈と任脈が含まれている。……」とあり、『簡明中医辞典』（『中医辞典』編輯委員会編、人民衛生出版社）「胞脈」の項には、「別名、胞絡。胞宮（子宮）上に分布する脈絡。そのなかには衝脈と任脈が含まれている。『霊枢』五音五味篇〔衝脈と任脈はどちらも胞中から起こる〕。胞脈の主要な作用は、女性の月経、懐胎を主ることである。……」とあり、『中医基本用語辞典』（東洋学術出版社刊）「胞絡」の項（＊同書には胞脈の項はない）には、「……子宮に分布する脈絡を指し、胞脈ともいわれる。これには衝脈と任脈が含まれ、その主な作用は月経・胎児の成育を主ることである。……」とある。

こうして見てみると、いずれの書も「胞脈（胞絡）」は、衝脈と任脈を内包したものであると考えていることが見て取れる。では、胞脈を構成する衝脈と任脈は心とかかわりが深いのであろうか？　衝脈は腎経との関係が深く、任脈は原気・営気・宗気の三海と関係するが、両脈とも「心に属して胞中に絡す」ことを納得させるものではない。

衝脈や任脈ということで、思い出されるのが、有名な『素問』上古天真論の一文である。「十四歳になり、天癸が至り、任脈が通じ、太衝の脈が盛んとなると、月経が時に応じて始まり、子供を生むことができるようになる。……四十九歳になると、任脈が空虚になり、太衝の脈は衰えて天癸が尽きてしまうので、地道が通じなくなり、月経が停止してしまう。そうなれば、身体は老いて、子供を生むことができなくなる」。

『素問』上古天真論では、こうした発育の変化は腎気によってもたらされるとしている。また、『素問』奇病論にも、「胞絡なる者は、腎につながる」と記されている。

以上のようなことを列挙してみると、「胞脈（胞絡）」を心が主る「血脈」の一つであると考えるならば、確かに心と胞脈の関係は出せるかもしれないが、こうしたことを主張することが、無月経の治療上ではどれほどの意味をもつのだろうか？

私は、「胞脈（胞絡）」とは衝脈と任脈を内包し、『素問』上古天真論が説くように腎気の影響を強く受け、腎とのつながりが密である「脈絡」である、とするのが一番妥当な考え方と考えている。要するに、「胞脈（胞絡）」とは腎と胞宮を結びつける脈絡（『難経』では命門と胞宮）であり、腎の支配を受け、肝血を中心とした精血が胞宮に流れ込む脈絡なので、胞宮疾患（胞宮や胞脈を含む女性の生殖器疾患）では、肝腎を中心とした治療をはかるべきだと考えているが、いかがであろうか？

『霊枢』		『難経』	
生殖器関連	生殖器以外	生殖器関連	生殖器以外
記載なし	記載なし	記載なし	記載なし
記載なし	記載なし	記載なし	記載なし
記載なし	記載なし	記載なし	記載なし
『水脹』五十七，『五音五味』六十五	記載なし	記載なし	記載なし
記載なし	記載なし	記載なし	記載なし
記載なし	『五味論』五十六は膀胱の意味	三十六難 三十九難	記載なし
記載なし	記載なし	記載なし	記載なし
記載なし	記載なし	記載なし	記載なし
記載なし	記載なし	記載なし	記載なし
記載なし	記載なし	記載なし	記載なし
記載なし	記載なし	記載なし	記載なし
記載なし	記載なし	記載なし	記載なし
記載なし	記載なし	記載なし	記載なし

表　『素問』『霊枢』『難経』における
胞宮・胞絡関連用語の出典箇所

用語	『素問』	
	生殖器関連	生殖器以外
胞絡	『奇病論』四十七	『痿論』四十四の2箇所は心包絡の意味
胞之絡脈	『奇病論』四十七	記載なし
胞脈	『評熱病論』三十三	記載なし
胞中	『評熱病論』三十三	記載なし
女子胞	『五蔵別論』十一	記載なし
胞	『気厥論』三十七	『痹論』四十三,『示従容論』七十六は膀胱の意味
胞宮	記載なし	記載なし
胞精	『大奇論』四十八	記載なし
血室	記載なし	記載なし
子宮	記載なし	記載なし
胞蔵	記載なし	記載なし
子蔵	記載なし	記載なし
胞気	記載なし	『通評虚実論』二十八は膀胱の意味

膈について

『中医臨床』一三七号の近況雑感「『胃の大絡』はどこから始まるのか?」のなかで、『素問』平人気象論の「胃の大絡は……鬲を貫き肺を絡い……」に対して、「鬲についてはいずれ別の機会にということで置いておく」と課題を残す形にしたので、今回、「鬲」について調べてみることにした。

「鬲」は本来、黄河流域に新石器時代から作られた鼎に属す土器を指す語であり、音読みでは「れき」である。しかし同時に、『史記』扁鵲倉公列伝の「診籍」のなかに、「此傷脾気也、当至春鬲塞不通……」とあり、この場合は「鬲」は「膈」と同じ「胸膈」という意味で一般に理解されている。また『管子』水地篇に「脾生隔、肺生骨、腎生腦、肝生革、心生肉」とあり、この場合の「隔」も「膈」と同義に用いられている。これらの「鬲」「隔」

「膈」はいずれも音読みは「かく」である。

部首をもって漢字のカテゴリーが定められているというふうに素人考えをすると、「こざとへん」の原義は丘陵や小高い山などを指すから、「隔」は地形的にさいぎる、もしくはさいぎる地形であり、「にくづき」は肉を漢字の部首としているのであるから、人間を含む動物の肉体で、領域が分けられる場所や某器官を意味するのであろうと思うのだが、こうしてみると、古代中国では、「鬲」「隔」「膈」に明確な区別はなく、同義で使われている場合があったようである。

『黄帝内経』のなかでも、「鬲」「隔」「膈」字は、入り混じって出てくる。しかし、よくよく調べてみると、『素問』と『霊枢』では、それらの字の用い方に、かなり違いがあるのではないだろうか？（176～191頁の表参照）

「鬲」は、『素問』の二十五カ所に出てくる。しかし、『霊枢』では、まったく見つけられない。「隔」は『素問』の十一カ所に出てくるのに対し、『霊枢』では一カ所である。「膈」は『素問』の一カ所に対し、『霊枢』は二十八カ所である。

要するに、「鬲」「隔」の二字は、ほとんど『素問』に出てくる漢字でありながら、『霊枢』では「隔」が一カ所で出てくるだけなのだ。その代わり、『霊枢』では「膈」字が圧倒的に多用されている。

さらに、『素問』では、「鬲」「隔」「膈」の三漢字がすべて使われているといっても、その使い方には、ある程度の法則性がみられるようである。

「鬲」字は、①塞がって通じない（『素問』気厥論など）、②横隔膜（『素問』刺禁論など）、③病証（『素問』大奇論など）を意味している。

「隔」字は、「隔証」「噎膈」といった病証、病態を表すことが多いが、「隔離する」「遮る」「隔たり通じない」という意味で用いている場合もある。

「膈」字は、経脈の流注のなかで出てくる場合は、すべて横隔膜を示しているが、『霊枢』上膈篇のように病証に使うこともある。

唯一、同じ章篇でこの三字が同時に出てくるのが、『素問』至真要大論である。ということは、「至真要大論」の著者は、この三漢字の存在を知っていて、使い分けたことが考えられる。

同篇の「鬲咽不通」や「心鬲中熱」などの「鬲」は、横隔膜を示している。「隔腸不便」の「隔」は「仕切られる」とか「遮る」の意味である。「胸膈不利」の「膈」は横隔膜である。

さて、『霊枢』経脈篇の「膈を貫き肺を絡い」(肺経)、「肝・膈を貫き、肺中に入り」(腎経)など、経脈の流注のなかで多くみられる「膈」は、上焦と中焦の境を示すが、それが具体的になにを指すのかは、大きく二つに意見が分かれる。

東洋学術出版社が出版した『中医基本用語辞典』では、「横隔膜を指す」とし、また多くの中国の現代中医学書もこの説を支持する。一例をあげれば、『現代語訳・黄帝内経霊枢』(東洋学術出版社刊、原本は南京中医学院中医系編著『黄帝内経霊枢訳釈』)営衛生会篇の「上焦……貫膈而布胸中」の現代語訳を「上焦は……横隔膜を貫通して胸中に分布する」と現代語訳をほどこしているなどである。

「膈」は横隔膜であるとする考えは日本でも一般的である。たとえば、間中賞を受賞した新村勝資・土屋憲明共著『古典に学ぶ鍼灸入門』の手太陰肺経の〔語意〕では、「膈」を横隔膜としている。また、各鍼灸学校の教科書である学校協会編『経絡経穴概論』でも、横隔膜なのだ。

ところが、これが確定的かというと、そうでもない。「膈」を横隔膜と同一ではないと主張する説も存在する。

たとえば藤本蓮風監修『臓腑経絡学ノート』では、「〝膈〟とは、膈膜のことである。西洋医学で言う横隔膜のことではない。上焦には、心・肺がある。それらは臓腑の中でも高貴で清浄な位にあるとされている。一方、胃、脾、腸、腎は下賎なものとされている。下賎なものからの濁気を上焦にある清浄な二臓が受けないために膈膜があり、膈兪はこの膈膜と関連している」と説明している。

清代康熙帝時代の医家王宏翰が著した『医学原始』(一六八八年撰)では、経脈の「膈」は「膈膜」であるとしたうえで、「膈膜」について、「心肺の下で前は鳩尾と同じ高さにあり、後ろは十一椎と同じ高さである。ちょうど幕を張ったように、周囲は脊・脇・腹に付着している。膈膜は濁気が上って心肺を薫じないように濁気を遮蔽している(原文：膈膜在心肺之下、前齊鳩尾、後齊十一椎、周囲著脊脇腹、如幕不漏以遮蔽濁気使不上薫於心肺也)」と記している。さらに、同書には、膈膜の絵図が付けられている。ここでは、膈膜とはきわめて具象的な実体なのである。

清代中期の医師王清任(一七六八～一八三一年)は、刑場などに足繁く通い、内臓の情況などをつぶさに観察して、『医林改錯』一書を世に出した。その上巻「医林改錯臓腑記叙」のところには、膈膜は破れたりしてなかなか完全な形では見ることができず、苦労を重ねたエピソードが書かれている。同書には、絵入りで膈膜について、「膈膜より上には、肺、心、左右の気門〔左右の総頸動脈〕しかなく、その他にはなにもない。肺、心、左右の気門〔左右の総頸動脈〕以外の内臓はすべて膈膜より下にある。人身の膈膜は上下の界を為すものである。（原文：膈膜以上僅止肺、心、左右気門、余無他物。其余皆膈膜以下物、人身膈膜是上下界物）」と述べられている。この場合の膈膜は横隔膜を指している。

『霊枢』経水篇の「八尺の士……其の死するや解剖してこれを視るべし」をふまえると、古代中国では人体解剖を行って、内臓の状態を視ていたと思える。しかし、「解剖学」として発展しなかったのは、中国医学のなかでは、解剖的知識がかならずしも必要なかったからではないだろうか？

私自身は、「膈」は、抽象的なものではなく、やはり古代中国の人体解剖で目視されてきた横隔膜であったと考えている。

意　味	備考
胸や横隔に気が滞りやすくなる(現代語訳)	この場合の「膈」は横隔膜
食後すぐ吐く病（注釈）	「膈中」はこの場合，噎膈証
胸膈と喉が塞がる（現代語訳）	「膈」は胸膈
病名。上部で閉塞し，下部で下痢をする。(注釈)	「膈洞」は病証
横隔膜（現代語訳）	十二経脈の流注では「膈」はすべて，横隔膜と解する
胸と横隔膜の間に突っ張ったような伸び伸びしない感じがある（現代語訳）	手少陰之別の実証 この場合の「膈」は横隔膜
横隔膜（現代語訳）	「膈」は横隔膜
横隔膜のあたりがつかえる（現代語訳）	膈は横隔膜
胸膈に苦悶を生じる（現代語訳）	膈中は胸膈
膈兪（現代語訳）	膈腧は背兪穴
食べた後すぐに吐出する噎膈証のこと。……「膈」は，膈膜の上下が塞がって通じないこと。(注釈)	この場合の「膈」は病証。 胸膈が閉塞し食物が下らないこと。

『素問』『霊枢』『難経』における「膈」「隔」「鬲」

1 「膈」(『素問』1カ所,『霊枢』28カ所,『難経』4カ所)

	出典箇所	語句
素問	至真要大論第七十四	胸膈不利
霊枢	邪気蔵府病形第四	膈中
		膈咽不通
	根結第五	膈洞
	経脈第十	上膈 下膈 貫膈
		支膈
	営衛生会第十八	貫膈
	四時気第十九	膈塞不通
	本蔵第四十七	苦膈中
	背腧第五十一	膈腧
	上膈第六十八	上膈

意　味	備考
食後一定の時間を経てやはり食物を吐出する病証のこと。反胃の類に属する。ただし，ここでは虫 とする膈証の一種をさす。（注釈）「晬」は，一周する時間。「食の晬時に乃ち出づ」とは，飲食物が一昼夜後にやはりまた吐出されること。（注釈）	この場合の「膈」は病証。 反胃の類
横隔膜の上下には異なる蔵器が分布しているから，病気が横隔膜の上にあるか下にあるかを診断し，さらにどの蔵器の病変であるまで察知すべきことをいう。（注釈）	この場合の「膈」は横隔膜
六府と肝脾腎の三蔵は，みな膈膜下の腹中にあり，中宮に対応する。（現代語訳）	この場合の「膈」は膈膜
横隔膜から臍部にかけて（現代語訳）	この場合の「膈」は横隔膜
心下から横隔膜の一区間	この場合の「膈」は横隔膜
横隔膜より上にある（現代語訳）	この場合の「膈」は横隔膜

	出典箇所	語　句
霊枢	上膈第六十八	虫為下膈，下膈者，食晬時乃出
	官能第七十三	膈有上下知其気所在
	九鍼論第七十八	六府膈下三蔵応中州
難経	第十八難	膈以下臍之
	第三十一難	心下下膈
	第三十二難	膈上

意　味	備考
陽気が蓄積するため，塞がって通じなくなるからだ。このときにはただちに瀉の治法を用いるべきである（現代語訳）	この場合の「隔」は塞がって通じない病態もしくは病証
隔—飲食が下らず，大便が通じない症状である。張景岳の説「木が土に乗じて脾胃が傷られてしまうのが隔症である」（注釈）	この場合の「隔」は病態もしくは病証
多くは上下が通じない隔症になる。（現代語訳）	
気が鬱したり阻まれて上と下が通じなくなる。（現代語訳）	この場合の「隔」は病態もしくは病証
胃の中が阻隔する。（現代語訳）	阻隔は阻みへだてること この場合の「隔」は病態もしくは病証
肝が寒を心に移し伝えると，発狂と胸中の閉塞感を病む（現代語訳）	この場合の「隔」は病態もしくは病証
天気と拒絶し合い，通じ合わなくなる。（現代語訳）	隔り通じない状態，隔離
太陰の気が病を起こすと，水飲が溜まって，胸や胃脘で塞がる。（現代語訳）	この場合の「隔」は病態もしくは病証

2 「隔」(『素問』11カ所,『霊枢』1カ所,『難経』0カ所)

	出典箇所	語　句
素問	生気通天論第三	而陽気当隔,隔者当写
	陰陽別論第七	其伝為隔
		三陽結，謂之隔
	通評虚実論第二十八	隔塞閉絶上下不通
	評熱病論第三十三	胃脘隔
	気厥論第三十七	肝移寒於心,狂，隔中
	六元正紀大論第七十一	天気否隔
		太陰所至，為積飲否隔

意　味	備考
腸が塞がって大便が通じなくなる。(現代語訳)	隔り通じない状態
五蔵の気が隔絶されているため，依据すべきはっきりした症状がない。(現代語訳)	この場合の「隔」は仕切られる，遮るの意味
膈間が閉塞して通じないことを形容している。(注釈)	この場合の「隔」は「膈」部分に限定された「隔証」

意　味	備考
上腹部からわき腹にかけてつかえるような疾病（現代語訳）	「支」はつっぱり感，「鬲」は痞え感
心煩頭痛は，病が隔中にある。(現代語訳)	この場合の「鬲」は横隔膜
もし，隔膜にたって傷ってしまったものでは，みな傷中となる。(現代語訳)	この場合の「鬲」は横隔膜
いわゆる従とは，鬲と脾腎などの所在を必ず明白にして，回避すべきである。(現代語訳)	この場合の「鬲」は横隔膜

	出典箇所	語　句
素問	至真要大論第七十四	隔腸不便
	方盛盛衰論第八十	五部隔無徴
霊枢	経脈第十	虚則歯寒痺隔
難経	記載なし	

3　「鬲」(『素問』25カ所,『霊枢』0カ所,『難経』1カ所)

	出典箇所	語　句
素問	五蔵生成第十	支鬲胠脇
		心煩頭痛，病在鬲中
	診要経終論第十六	中鬲者皆為傷中
		所謂従者，鬲與脾腎之処

意　味	備考
関部の脈の左の外で肝を診断し，左の内で膈を診断する。(現代語訳)	この場合の「鬲」は横隔膜
胃の大絡は虚里という。その脈系は胃から横隔膜を貫き，上行して肺をまとう。(現代語訳)	この場合の「鬲」は横隔膜
第四脊椎の下は膈中の熱病を主治する。(現代語訳)	この場合の「鬲」は横隔膜
一般に頬から上に赤みがあるものは，病はすべて膈上にある。(現代語訳)	この場合の「鬲」は横隔膜 「鬲上」は胸腔部
心が熱を肺に移し伝えれば，暫くして鬲消〔多飲〕となる。(現代語訳) 鬲消―張景岳の説「鬲の上部が焦げて煩躁し，水をたくさん飲んでは消化してしまう」(注釈)	この場合の「鬲」は横隔膜
膀胱が熱を小腸に移し伝えれば，腸道は塞がれて便秘となり，熱気が上昇して口と舌が糜爛となる。(現代語訳)	この場合の「鬲」は塞がるの意
この病気が下に向かえば，下腹部から二陰，つまり肛門や外生殖器に及び，必ず膿血が下る。上に向かえば胃脘部に迫って，横隔膜と胃脘部の間に膿瘤を形成する。(現代語訳)	この場合の「鬲」は横隔膜

	出典箇所	語　句
素問	脈要精微論第十七	中附上，左外以候肝，内以候鬲
	平人気象論第十八	胃之大絡，名曰虚里，貫鬲絡肺
	刺熱論第三十二	四椎下間，主鬲中熱
		頬上者，鬲上也
	気厥論第三十七	心移熱於肺，伝為鬲消
		膀胱移熱於小腸，鬲腸不便，上為口麋
	腹中論第四十	此下則因陰,必下膿血,上則迫胃脘,生鬲

意　味	備考
胃風の症状は，頭部や顔面に汗が多くて風をおそれ，飲食物が下らないで，つまって通ぜず，常に腹満感がある。（現代語訳）	この場合の「鬲」は塞がるの意
心脈が小で急で堅く触れる場合には，これらはすべて気血の流れが阻まれて不通になった徴候であり，半身不随の偏枯症が発病するであろう。（現代語訳）	この場合の「鬲」は阻まれて通じないの意もしくは噎膈と同義の病証
横隔膜の上には生命維持に重要な心肺両蔵が位置している。（現代語訳）	この場合の「鬲」は横隔膜 「鬲肓」は膈膜と肓膜の合称
それは，その脈が斜めに尻部に出て，胸脇を絡い，心を支えて鬲を貫き，肩を上って天突に至り，また下って斜行し，肩を通って背部の十椎の下に交わるためである。（現代語訳）	この場合の「鬲」は横隔膜
もし邪気が胸膈の中に入れば，心蔵や腹が痛む。（現代語訳）	この場合の「鬲」は横隔膜
風気が地上に流行し，沙塵が舞い上がり，発病すると，心蔵が痛み，胃が痛み，〔気が逆上して〕胸に気が塞がって通じなくなる。（現代語訳）	この場合の「鬲」は胸部が塞がって通じないの意

	出典箇所	語　句
素問	風論第四十二	胃風之状,頸多汗,悪風,食飲不下，鬲塞不通，腹善満
	大奇論第四十八	心脈小緊急,皆鬲偏枯
	刺禁論第五十二	鬲肓之上，中有父母
	気穴論第五十八	斜出尻脈，絡胸脇，支心貫鬲，上肩加天突，斜下肩交十椎下
	気交変大論第六十九	気并鬲中，痛於心腹
	五常政大論第七十	風行於地，塵沙飛揚，心痛，胃脘痛，厥逆，鬲不通

意　味	備考
そこで人々が発病すると，胃袋が中心から痛み，上に延びて両脇が膨満し，喉がつかえて通じなくなるので，飲食物も喉を通らない（現代語訳）	この場合の「鬲」は塞がって通じないの意。「鬲咽」は噎膈証
飲食物は下らず，胸膈や咽喉が塞がって通じず，食べた物は吐き出す（現代語訳）	この場合の「鬲」は塞がって通じないの意 「歳厥陰在泉」の項出
咽や胸膈が塞がって通じないので，飲食物は下らず，舌の根もとが堅くこわばる（現代語訳）	この場合の「鬲」は塞がって通じないの意＋ 「厥陰司天」の項出
胃袋の上と横隔の下に悪寒を感じる（現代語訳）	この場合の「鬲」は横隔膜 「厥陰之勝」の項出
病がひどくなれば，嘔吐し，咽と横隔の間が塞がって通じなくなる（現代語訳）	この場合の「鬲」は横隔膜 「厥陰之勝」の項出
病邪が横隔の中に入り，頭が痛む（現代語訳）	この場合の「鬲」は横隔膜 「陽明之勝」の項出

	出典箇所	語　句
素問	六元正紀大論第七十一	民病胃脘当心而痛，上支両脇，鬲咽不通，食飲不下
	至真要大論第七十四	飲食不下，鬲咽不通，食則嘔
		鬲咽不通，飲食不下，舌本強
		胃鬲如寒
		甚則嘔吐，鬲咽不通
		病在鬲中，頭痛

意　味	備考
心部や横隔のあたりが内から発熱し，咳は止まらず，浅紅色の血を吐くようになれば死ぬ（現代語訳）	この場合の「鬲」は横隔膜 「陽明司天」の項出
隔中〔胸中の閉塞〕やもろもろの痺〔各部位の麻痺〕が起こる（現代語訳）	この場合の「鬲」は胸部が塞がって通じないの意 「少陰在泉」の項出
血が聚り会する所は膈兪穴	この場合の「鬲」は膈と同じ

	出典箇所	語　句
素問	至真要大論第七十四	心鬲中熱，欬不止而白血出者死
		鬲中衆痺皆作
霊枢	記載なし	
難経	四十五難	血会鬲兪

※　「膈」「鬲」「隔」字の検索は，『素問』(明・顧従徳本)，『霊枢』(明・無名氏本)，『黄帝八十一難経疏証』(江戸・多紀元胤著) の諸本で行った。

※　意味に関しては，すべて，『現代語訳・黄帝内経素問』(東洋学術出版社刊，原書は南京中医学院医経教研組編著『黄帝内経素問訳釈』)，『現代語訳・黄帝内経霊枢』(東洋学術出版社刊，原書は南京中医薬大学中医系編著『黄帝内経霊枢訳釈』) の「現代語訳」「注釈」，『難経解説』(東洋学術出版社刊，原書は南京中医学院医経教研組編著『難経訳釈』) の「現代語訳」「語釈」を引用している。

『中医臨床』初出掲載号一覧表

押手の必要性………… Vol.21 No.3 82号（2000年9月）
私の生き方を変えた一冊
…………………… Vol.27 No.3 106号（2006年9月）
私の臨床に影響を与えた一冊
…………………… Vol.27 No.4 107号（2006年12月）
（原題：なぜ私が中医学を学ぶようになったのか）
鍼灸師の最大の武器… Vol.28 No.1 108号（2007年3月）
鍼灸師の目線………… Vol.28 No.2 109号（2007年6月）
中医学の頑固さ……… Vol.28 No.4 111号（2007年12月）
経筋学のすすめ……… Vol.29 No.1 112号（2008年3月）
（原題：西田皓一著『【図解】経筋学』に寄せて）
経別について………… Vol.29 No.3 114号（2008年9月）
（原題：経別について考える）
鍼灸業界の抱える闇… Vol.30 No.1 116号（2009年3月）
（原題：寄金丈嗣著『ツボに訊け ── 鍼灸の底力』を評す）
中国ばりと横山瑞生先生
…………………… Vol.30 No.2 117号（2009年6月）
（原題：横山瑞生先生の古希を寿ぐ）
日本中医学交流大会… Vol.30 No.3 118号（2009年9月）
（原題：第7回日本中医学交流会大会終わる）
鍼灸学校の「経穴学」教科書
…………………… Vol.31 No.1 120号（2010年3月）
針灸の補瀉…………… Vol.31 No.4 123号（2010年12月）
個人的補瀉法………… Vol.32 No.1 124号（2011年3月）
至陰の灸……………… Vol.32 No.3 126号（2011年9月）
玉枕関を開く………… Vol.32 No.4 127号（2011年12月）

針灸の弁証論治……… Vol.33 No.1 128号（2012年3月）
（原題：鍼灸の弁証論治を考える）
郄穴について………… Vol.33 No.2 129号（2012年6月）
（原題：郄穴について考える）
邂逅――平川信代先生
…………………… Vol.33 No.3 130号（2012年9月）
（原題：平川理事長のご逝去を悼む）
未病について………… Vol.33 No.4 131号（2012年12月）
（原題：未病について考える）
陽痿？それとも陰痿？
…………………… Vol.34 No.3 134号（2013年9月）
（原題：「陽痿」？「陰痿」？）
背部兪穴の刺針法…… Vol.34 No.4 135号（2013年12月）
膈兪穴はバネ指に効くのか
…………………… Vol.35 No.1 136号（2014年3月）
（原題：膈兪穴はバネ指（弾撥指）に効くのか？）
胃の大絡はどこから始まるのか
…………………… Vol.35 No.2 137号（2014年6月）
（原題：「胃の大絡」はどこから始まるのか？）
胞脈（胞絡）について… Vol.35 No.3 138号（2014年9月）
（原題：胞脈について考える）
膈について…………… Vol.35 No.4 139号（2014年12月）
（原題：膈について考える）

続・針師のお守り

2015年1月25日　第1版　第1刷発行

■著　者　浅川　要
■発行人　井ノ上　匠
■発　行　東洋学術出版社

（本　　社）〒272-0822　千葉県市川市宮久保 3-1-5
（販 売 部）〒272-0823　千葉県市川市東菅野 1-19-7-102
電話 047(321)4428　FAX 047（321）4429
e-mail　hanbai@chuui.co.jp
（編 集 部）〒272-0021　千葉県市川市八幡 2-11-5-403
電話 047（335）6780　FAX 047（300）0565
e-mail　henshu@chuui.co.jp
（ホームページ）http://www.chuui.co.jp/

印刷・製本──株式会社丸井工文社　装丁──山口方舟

 ISBN978-4-904224-32-8 C3047

浅川要先生　監訳書・訳書・著書

中医基本用語辞典

監修／高金亮　主編／劉桂平・孟静岩

翻訳／中医基本用語辞典翻訳委員会

Ａ５判　872 頁 ビニールクロス装・函入　本体 8,000 円＋税

中医学の基本用語約 *3,500* 語を収載。

●中医学のハードルを超える！

難解な中医学用語への戸惑いを解消するために，日本の学習者のために編纂された辞典。初学者から臨床家まで，中医学を学ぶ人なら必ず手元に置きたい必携参考書。

●平易な説明文を読みながら学べる！

とっつきにくく難解な中医学の専門用語を，平易な説明文で解説。はじめて中医学を学ぶ人も，中医学の基礎がしっかり身に付く。

●抜群の引きやすさで，関連用語も調べやすい！

用語を探しやすい五十音順の配列を基本にしながら，親見出し語の下に子見出し語・孫見出し語を配列，関連用語もすぐに調べられる。

●臨床応用にも役立つ情報が満載！

中医病名を引くと，その中の代表的な弁証分型も子見出し語として収載されており，弁証に応じた治法・方剤名・配穴など，臨床においても参考になる情報がすぐに得られる。

[詳解] 中医基礎理論

劉燕池・宋天彬・張瑞馥・董連栄著　浅川要監訳

Ｂ５判並製　368 頁　本体 4,500 円＋税

Ｑ＆Ａ方式で質問に答える奥行きのある中医学基礎理論の解説書。設問は 212 項目。中医学基礎理論をもう一歩深めたい人のための充実した解説書。中国では大学院クラスの学生が学習する中級用テキスト。